Impressum

Zweite erweiterte Auflage
Copyright 2015 by
Anam Cara Haus von Asenhain Verlag
Alle Rechte sind vorbehalten
Lektorat: Dr. med. Claudia Moser und Angelika Baiguera
Quelle Foto Umschlag:
© grafikplusfoto „Happyness"/Fotolia.com
Quelle Patientenbilder: Eigentum der
Naturheilpraxis Karla Moser
Quelle Blutegelbilder: Eigentum Dr. med. Claudia Moser
Herstellung: AnamCaraHaus von Asenhain Verlag Schorndorf
Umschlaggestaltung, Bildgestaltung, Satz und Layout: Hartmann Heldt

Alle Angaben und Berichte der Blutegeltherapie erfolgten nach besten
Kenntnissen und bestem Wissen.
Sowohl Angaben und Berichte als auch die Anwendung der
Blutegeltherapie erfolgt auf eigenes Risiko.
Die Autorinnen haften nicht für die Therapie mit Blutegeln,
weder bei den Anwendern noch Betroffenen.
Die Verantwortung tragen die Anwender und Betroffenen,
nicht aber die Autorinnen.

ISBN: 978-3-00-047791-1 = Paperback
ISBN: 978-3-946414-00-1 = Hardcover
ISBN: 978-3-946414-01-8 = e-Book

www.anamcara.haus

Uhlandstraße 90
D-73614 Schorndorf

Tel.: +49 7181 6 58 00
Fax: +49 7181 41 05 78

So hilft Ihnen die Blutegel-Therapie

Dr. med. Claudia Moser
Karla Moser

Inhaltsverzeichnis

Danksagung 12
Vorwort zur 1. Auflage 2002 13
Vorwort zur überabeiteten und erweiterten 2. Auflage 2015 15
Einleitung 17
Die Biologie des Blutegels 18
    Anatomie des Blutegels 18
    Färbung des Blutegels 19
    Umgebung des Blutegels 21
    Fortpflanzung des Blutegels 22
    Nahrungsaufnahme des Blutegels 22
Geschichte der Blutegeltherapie 26
    Vom Altertum bis ins 18. Jahrhundert 27
    19. Jahrhundert 30
Blutegeltherapie in der modernen Medizin 33
Anwendung von Blutegeln 39
    Herkunft der Blutegel 39
    Haltung der Blutegel 40
    Was macht die Wirkung der Blutegel aus? 43
Krankheiten, bei denen Blutegel angewendet werden können .. 45
    Arterielle und venöse Gefäßerkrankungen 45
    Krankheiten mit Verspannungen und Migräne 46
    Schmerzhafte Krankheiten 46
Die Gegenanzeigen einer Blutegeltherapie 47
    Absolute Gegenanzeigen 47
    Relative Gegenanzeigen 49
Die Nebenwirkungen einer Blutegeltherapie 49
    Häufige Nebenwirkungen 50
    Seltene Nebenwirkungen 52
    Verhaltensregeln 54
    Wundinfektionen 55

Die Durchführung einer Blutegeltherapie *58*

Die Vorbereitung des Patienten 58
Die Vorbereitung der Blutegel 61
Das Ansetzen der Blutegel 62
Die eigentliche Blutegelbehandlung: 64
Die Nachsorge des Patienten 65
Was geschieht mit den Blutegeln nach der Behandlung? 67

Aus der Praxis *68*

Erkrankungen des Bewegungsapparates **70**
Wirbelsäulenbeschwerden **71**
   Halswirbelsäulensyndrom 72
   Halswirbelsäulen- und Kopfschmerzen 74
   Lendenwirbelsäulenbeschwerden – das Wunder von Waldhausen 74
   Lendenwirbelsäulenbeschwerden, Kniegelenkbeschwerden und
   Schulterschmerzen 75
   Lendenwirbelsäulenbeschwerden und Blasenfunktionsstörungen 77
   Schmerzen an der gesamten Wirbelsäule 78
   Wirbelsäulenbeschwerden, Herzrhythmusstörungen, Bluthochdruck,
   Kopfschmerz und Schwindel 79
   Wirbelsäulen-, Schulterbeschwerden rechts, Bandscheibenvorfall,
   Schwindel, Kopfschmerzen 81
   Wirbelsäulen- und Hüftgelenksbeschwerden rechts, Schwindel,
   Krampfadern, Hämorrhoiden 82

Bandscheibenvorfälle (Nucleus pulposus prolaps) **84**
   Bandscheibenvorfall an der Lendenwirbelsäule 85
   Bandscheibenvorfall an der Lendenwirbelsäule und Wirbelsäulenkrebs 86
   Bandscheibenvorfall an der Lendenwirbelsäule 88
   Narbenbeschwerden nach Bandscheibenoperation 89

Gelenkrheuma **90**
   Gelenkrheuma, Wirbelsäulenbeschwerden und Nahrungsmittelallergie 90
   Gelenkrheuma der Kniegelenke und Wirbelsäule 91

Verschleißerkrankungen (Arthrose) verschiedener Gelenke: **93**
   Aktivierte Arthrose des linken Kniegelenks 95
   Arthrose der Fingergelenke 95
   Bakerzyste 96

Coxarthrose beidseits 98
Gonarthrose beidseits, Lumbalgie, Hüftgelenkschmerz links 99
Gonarthrose beidseits 100
Gonarthrose nach Brustkrebs 101
Gonarthrose, Schmerzen am Kniegelenk und Varikosis links 103
Gonarthrose, Sprunggelenkverletzung nach Sturz, Venöse Stauungen,
Durchblutungsstörungen, Zosterinfektion... 104
Muskelverspannungen im Halswirbelsäulen- und Schulterbereich 107
Schmerzen am linken Schultergelenk 108
Schmerzen am rechten Sprunggelenk, Einschlafstörung, Hüsteln 109
Schmerzen in beiden Armen... 110
Wirbelsäulenschmerzen, Fingergelenkverschleiß rechts, „schnellender
Finger" rechts.. 112
Wirbelsäulen-, Kniegelenk- und Sprunggelenkbeschwerden, Krampfadern
.... 113

Erkrankungen an den Sehnen und Überlastungsbeschwerden 114
Überlastung des rechten Ellenbogens 115
Schmerzen an der rechten Achillessehne 116
Überlastung der Handgelenke mit Schwellung...................................... 117
Überlastung der Daumenstrecksehne mit Gefäßruptur 118

Hallux valgus... 120
Reizzustand eines Hallux valgus 120

Verletzungen, Unfälle und Zerrungen 121
Kniegelenkbeschwerden mit Hämatom nach Unfall,
Bandscheibenschäden, Gonarthrose, Coxarthrose, Kopfschmerzen 122
Kniescheibenverletzung und Bänderzerrung bei der Gymnastik 123
Prellung am rechten Außenknöchel.. 125
Prellung linker Brustkorb 125
Quetschung des rechten Mittelfingers 126
Schmerzen am rechten Kniegelenk und Zerrung des rechten
Sprunggelenks... 126
Splitter im rechten Zeigefinger 127
Steißbeinprellung 128
Steißbeinprellung 128
Zerrung der Innenbänder am rechten Knie 129
Zerrung des rechten Sprunggelenks 130
Zerrung linker Arm und linker Fuß 130
Zerrung der Halswirbelsäule 131

Knochenbrüche **132**
   Bruch des rechten Oberschenkels und Bänderriss im rechten Kniegelenk
   132
   Bruch des rechten Unterarms 133

Operationen **134**
   Brustverkleinerung 135
   Entfernung von einem Fettgewebsgeschwulst an der rechten Hand 135
   Kniegelenkbeschwerden rechts nach einer Operation 135
   Krebsoperation an der linken Brust 136
   Narbenschmerzen und Krampfadern 136

Erkrankungen der Gefäße **138**
   Durchblutungsstörungen der Hände und Ohrgeräusche 143
   Durchblutungsstörungen im linken Bein 144
   Krampfadern am linken hinteren Oberschenkel 144
   Krampfadern an beiden Beinen 145
   Offenes Bein am rechten Außenknöchel 147
   Thrombophlebitis (Venenentzündung) am linken Knie 147
   Thrombose im linken Unterschenkel 148
   Unterschenkelgeschwür am linken Unterschenkel 149
   Varizen an beiden Beinen 151
   Varizen am linken Oberschenkel 151
   Varizen und Menstruationsbeschwerden 152
   Venenentzündungen an beiden Beinen 152
   Venöse Stauung an den Füßen 153
   Wadenkrämpfe in beiden Beinen 154

Hämatome (Blutergüsse) **155**
   Bluterguss am linken Unterkiefer 156
   Großer Bluterguss im linken Oberschenkel 156
   Hämatom am linken Oberschenkel 158
   Hämatom am Unterschenkel 162
   Hämatom im Unterbauch nach Operation 162
   Hämatom in der linken Brust nach Autounfall 163

Hämorrhoiden und Thrombosen **164**
   Analvenenthrombose und Brennschmerz 165
   Hämorrhoidalbeschwerden 165
   Hämorrhoiden schmerzhaft 166
   Hämorrhoiden und Analprolaps 167

Hämorrhoiden und Hüftgelenkbeschwerden 167
Hämorrhoiden und Wirbelsäulenbeschwerden 168
Schmerzende Hämorrhoiden 169

Blutschwamm 170
Blutschwamm Handfläche links 170

Erkrankungen der Haut 171
Rezidivierender Abszess am linken Oberarm 171
Lipom am rechten Schulterblatt 173
Furunkulose an beiden Oberschenkeln 173
Hauttransplantation an der Nase 174
Juckreiz an der Halswirbelsäule bis über beide Schultern 175
Nagelbett- und andere Entzündungen 176
Nagelbettentzündung am linken Mittel- und rechten Zeigefinger 176

Erkrankungen des Kopfes und der Nerven 177
Drehschwindel mit Brechreiz 178
Kopfschmerzen, Gelenkbeschwerden, Gelenkverschleiß der Kniegelenke und Osteoporose, Zöliakie 178
Kopfschmerzen und Ohrgeräusche 180
Kopfschmerzen, Wirbelsäulen-, Kniegelenkbeschwerden, Schmerzen in den Waden 181
Schwindelanfälle bei Kopfbewegungen 182
Schwindel, Ohrgeräusche und Muskelkrämpfe der Zehen 182
Zuckungen in der linken Gesichtshälfte 183

Schlaganfälle 184
Mehrere Schlaganfälle 185
Schlaganfall vor einem Jahr 185

Erkrankungen der Ohren 186
Hörsturz mit Tinnitus, Gonarthrose links 187
Hörsturz und Schwindelattacken 188
Hörsturz linkes Ohr 189
Ohrgeräusche beider Ohren 191
Ohrgeräusche beider Ohren und Diabetes mellitus 191
Schwerhörigkeit nach Ausspülen der Gehörgänge 191

Erkrankungen der Augen 192
Sehstörungen bei Zuckerkrankheit 193

Sehstörungen bei Zuckerkrankheit und Lendenwirbelsäulenbeschwerden 193
Sehstörungen auf dem rechten Auge 194

Erkrankungen der Zähne **195**
Eiterzahn im linken Oberkiefer 196

Erkrankungen der weiblichen Geschlechtsorgane **196**
Monatsblutung mit Kopfschmerzen und Übelkeit 196
Monatsblutung stark und häufig 197
Schmerzen bei der Monatsblutung 197
Störungen der Monatsblutung 197
Zwischenblutungen 198

Verschiedene Krankheiten **199**
Asthma, Herzmuskelvergrößerung und Vermehrung der Blutkörperchen, Kopfschmerzen, Ohrgeräusche und Schwindel 200
Beklemmungsgefühle, Angstzustände, Herzbeschwerden und Schweißausbrüche 201
Herzrasen, Unruhe, Schwindel und Wirbelsäulenbeschwerden 202
Herzrhythmusstörungen, Kopfschmerzen und Schwindel 202

Prävention **205**
Vorsorge, Vorbeugung 205

Patientenbericht *206*

Meine Erlebnisse mit Blutegeln **206**
Gedicht einer Patientin nach einer Blutegelbehandlung am Knie . **208**

Wie finde ich einen geeigneten Therapeuten? *209*

Kriterien für einen guten Blutegeltherapeuten **209**
Wirkt der Therapeut kompetent auf mich? 210
Nimmt sich der Therapeut genug Zeit für mich oder werde ich schnell abgefertigt? 210

Die häufigsten Fragen *211*

Woher kommen die Blutegel? 211
Wie werden Blutegel gehalten? 211
Wie kommt die Wirkung der Blutegel zustande? 211
Welche Substanzen erhält das Sekret des Blutegels? 212
Weshalb sitzen die Blutegel immer dicht aufeinander? 212

    Bleiben die Blutegel nach dem Aufsetzen so lange sitzen, das der Patient sie mit nach Hause nehmen muss?.. 212
    Bleibt der Kiefer nach dem Loslassen des Blutegels in der Haut zurück? 212
    Wie stoppt man die Nachblutung nach der Blutegelbehandlung? 213
    Wie hoch ist der Blutverlust bei einer Blutegelbehandlung? 213
    Besteht eine Infektionsgefahr durch eine Behandlung mit Blutegeln? .. 213

Vita der Autorinnen 215

Dr. med. Claudia Moser 215
Karla Moser 215
Gemeinsame Projekte 216
Blutegelhandel 217

Wissenschaftliche Publikationen 220

Presseberichte 220
Literatur 222

Danksagung

Dieses Buch ist unseren Patienten gewidmet.

Wir bedanken uns bei allen Lesern der 1. Auflage. So mancher Leser wurde dadurch ermutigt, diese alternative Therapie an sich selbst durchführen zu lassen.
Gleichzeitig bot sich uns auf diesem Weg die Möglichkeit, unseren Patienten für das in uns gesetzte Vertrauen zu danken.
Wir hoffen, dass Ihnen dieses Buch ein Helfer in schwierigen Lebenslagen ist.
Die Begeisterung für die Blutegeltherapie und über unsere Erstausgabe „So hilft Ihnen die Blutegeltherapie" im Jahr 2002 hat unvermindert angehalten.
Die vielen positiven Rückmeldungen gaben uns den Mut, eine neue Auflage in eigener Regie in Angriff zu nehmen.
Unser Dank gilt allen, die uns mit Verbesserungsvorschlägen, neuen Fällen und auch Kritik unterstützt haben.
Und selbstverständlich danken wir unseren Patienten. Ohne sie wäre dieses Buch überhaupt nicht möglich gewesen.
Auch dem MVS Medizinverlage Stuttgart, der unser Erstlingswerk veröffentlichte, gilt unser Dank.
Besonders denken wir dabei an Frau Dr. Elvira Weißmann-Orzlowski. Sie ermöglichte dieses Buch und stand uns mit ihrer Erfahrung zur Seite.
So mancher Leser wurde durch unsere 1. Auflage ermutigt, diese alternative Therapie an sich selbst durchführen zu lassen. Wir hoffen, dass Ihnen dieses Buch ein Helfer in schwierigen Lebenslagen ist.
Dr. med. Claudia Moser
Karla Moser Heilpraktikerin
4. Quartal 2015

Vorwort zur 1. Auflage 2002

Bei der Übernahme des Berliner Lehrstuhls und gleichzeitig einer großen Abteilung für Klinische Naturheilkunde war ich in mancher Beziehung überrascht oder erstaunt; eine Beobachtung hatte mich sogar erschreckt: In gar nicht wenigen Fällen wurden immer noch einzelne Beschwerden oder klinische Symptome mancher Patienten mit dem Blutegel behandelt. Ich kannte diese Therapie bisher nur aus der Literatur.

Ich hatte ästhetische, hygienische und ökologische Bedenken. Tatsächlich ist die Spezies Hirudo medicinalis durch eine massive industrielle Ausbeutung in einem gewissen Umfang bedroht. Ich dachte aber auch an den vielen Spott, den „ausleitende" Therapie bisher erfahren hat und sicher auch noch erfahren wird. Es ging mir um den guten Ruf, den ich für Naturheilkunde in der universitären Medizin wieder zurück gewinnen sollte. Blutegel in der Universitätsklinik?

Ich habe mich schnell belehren lassen. Es galt wieder einmal, tradierte Methoden nicht leichtfertig aufzugeben, auch wenn sie zunächst befremden oder kein plausibles Erklärungsmodell vorweisen können.

Höhepunkt meiner Bekehrung war die Zusammenarbeit mit der Jüngeren der beiden Autorinnen: Die Tochter Claudia meldete sich während ihres Medizinstudiums mit dem Wunsch, über die von ihrer Mutter praktizierte Blutegeltherapie zu promovieren. In einer sehr schönen Studie bei Patienten mit Gonarthrose (degenerativen, rheumatologischen und orthopädischen Erkrankungen der Knie) mit einer zufällig ausgewählten Kontrollgruppe hat sie die Möglichkeiten dieser Jahrtausende alte Therapie an einem wichtigen Beispiel eindrucksvoll belegt.

Hier bleibt nur noch Raum, um beim Leser für Vertrauen für Mutter und Tochter zu werben. Auch die etwas ausgefallenen Fälle in dieser Sammlung erscheinen mir glaubwürdig und ausreichend belegt. Wir

brauchen nur wenige Jahrzehnte zurückzuschauen, dann finden wir sie auch in den großen, an den Universitäten geschriebenen Lehrbüchern der Therapie.
Prof. Dr. M. Bühring, Berlin

Vorwort
zur überabeiteten und erweiterten
2. Auflage 2015

Es ist uns eine Freude, dass die Nachfrage nach unserem Buch unvermindert anhält.

Besonders Patienten fragten uns, von wo sie unser Buch beziehen könnten. In den letzten Jahren war dies jedoch nur noch schwer möglich.

Aus diesem Grund haben wir uns entschlossen, dieses Buch in eigener Regie neu zu verlegen.

Die vorliegende Auflage wurde überarbeitet und erweitert. In den mittlerweile 13 Jahren, die seit der 1. Auflage vergangen sind, erlebten wir viele wunderbare Erfolge bei den beschriebenen Erkrankungen. Jedoch auch bei seltener auftretenden Krankheitsbildern konnten wir lindern und heilen.

Uns begeistert die Blutegeltherapie nach wie vor. Der eine oder andere Patient hat sich nur mit einiger Überzeugungsarbeit zum „Egeln" bereit erklärt und war dann über den Erfolg besonders glücklich.

Für uns zeigt sich der Erfolg der Blutegeltherapie am deutlichsten bei den Patienten, die nach Jahren oder Jahrzehnten wieder den Weg in unsere Praxis finden, um sich erneut Blutegel ansetzen zu lassen.

Einleitung

Als wir vor 35 Jahren mit Blutegelbehandlungen begonnen haben, geschah dies mit einem gewissen Ekel vor den Tieren.
Doch die guten Erfolge nach den ersten Behandlungen führten dazu, dass wir diese alte Therapie zunehmend häufiger einsetzten. Im Laufe der Zeit wurden wir immer mutiger und versuchten die Anwendung von Blutegeln bei Erkrankungen, die nicht zum in der heutigen Medizin anerkannten Einsatzgebiet dieser Therapie gehörten.

In der Zwischenzeit haben wir tausende von Blutegelbehandlungen durchgeführt. Immer wieder sind wir und unsere Patienten von der rasch eintretenden und hervorragenden Wirkung begeistert. Die von uns durchgeführten Studien bestätigten unsere Beobachtungen.
Uns ist es wichtig, dass die Blutegeltherapie als eine erfolgreiche, naturheilkundliche und natürliche Therapie weiter angewandt wird und noch viele Menschen bei der Linderung ihrer Beschwerden hilfreich unterstützt.

Dieses Buch zu schreiben war eine Herausforderung. Wir sahen eine Chance, Ihnen Kenntnisse über diese mehrere Jahrtausende alte, erfolgreiche Heilmethode zugänglich zu machen.

Die Biologie des Blutegels

Der medizinische Blutegel (Hirudo medicinalis) gehört zur Gattung der Ringelwürmer, und zwar in die Familie der Kieferegel. Sie sind eng verwandt mit dem Regenwurm. Im Gegensatz zum Regenwurm besitzt der Blutegel kein Regenerationsvermögen verloren gegangener Körperteile.

Der medizinische Blutegel kam bis Ende des 19. Jhr. in ganz Europa, Nordafrika und Südwestasien vor. In andere Gegenden, zum Beispiel nach Nordamerika, wurde er vermutlich durch den Menschen und die enorme Exporttätigkeit im 19. Jhr. verschleppt.

Anatomie des Blutegels

Die äußere Form der Blutegel ist sehr wandlungsfähig. Je nach Muskelspannung nehmen sie eine andere Gestalt an. Wenn sie sich stark zusammenziehen ist der Körper kurz und dick. Im Gegensatz dazu können sie sich aber auch sehr strecken. Der Körper wird dann dünn und lang. Er hat einen kreisrunden Querschnitt, der sich zu den Enden hin verjüngt. Vorn läuft der Körper spitzer zu als hinten.

Am vorderen und hinteren Ende des Blutegels befindet sich je ein Saugnapf, wobei der hintere Saugnapf größer als der vordere ist. Dieser dient ausschließlich dem Festhalten. Im vorderen Saugnapf befindet sich die Mundöffnung. Diese besteht aus drei strahlenförmig angeordneten Kieferreihen, die jeweils 60-100 feine Kalkzähnchen enthalten.

Der Körper des Blutegels ist in zahlreiche Ringe unterteilt. Die Ringe entstehen durch Einkerbungen im Hautmuskelschlauch. Sie dienen als Reservoir bei der Nahrungsaufnahme. Dies führt zu einer enormen Größenzunahme der Blutegel während des Saugens. Das Größenwachstum der Blutegel geschieht durch Zellvergrößerung, nicht durch Zellvermehrung.

Erwachsene Blutegel können in Gefangenschaft 5–27 Jahre alt werden und eine Länge von 22 Zentimetern, eine Breite von 2–3 Zentimetern und ein Gewicht von 35 Gramm erreichen.
In freier Natur werden Blutegel maximal 12–15 Zentimeter lang und 1–2 Zentimeter breit.
An jedem Saugnapf befindet sich ein Nervenring. Diese Nervenringe sind durch das Bauchmark verbunden, das aus ungefähr 20 Ganglienpaaren besteht. Daran sind zahlreiche Berührungsrezeptoren und einige Augenpaare auf der Oberseite am vorderen Ende des Blutegels angeschlossen. Blutegel besitzen kein Gehirn. Die Atmung erfolgt nicht mittels einer Lunge, sondern der Gasaustausch findet über die Körperoberfläche statt.
Blutegel häuten sich regelmäßig. Während der Häutungszeit sind die Blutegel schlapp. Sie liegen apathisch auf dem Grund des Gewässers. Gelingt es ihnen nicht, die alte Haut abzustreifen, werden die Egel zunehmend matter und sterben dann.

Färbung des Blutegels

Beim medizinischen Blutegel wird prinzipiell zwischen Bauch- und Rückenseite unterschieden.
Die Bauchfläche ist grüngelb. Sie kann vereinzelt schwarze Flecken aufweisen, die zu den Seiten hin ineinander verfließen. Sie grenzen die Bauchseite gegen die bräunlich gelbe Seitenkante ab. Diese Seitenkante trennt die Bauch- von der Rückenseite des Blutegels.
Der Rücken ist lebhaft gefärbt und stark gemustert und in verschiedene Teile gegliedert.
Der Grundton ist dunkelolivgrün. Durch ein Paar rostbraune Längsstreifen wird der Rücken der medizinischen Blutegel in drei gleich breite Längsbahnen geteilt. Die mittlere davon imponiert als dunkelgrüner Streifen. Die beiden äußeren Längsbahnen zeigen auf dem ebenfalls olivgrünen Grundton viele schwarze und rostbraune Flecken.

Es gibt zahlreiche Varianten des medizinischen Blutegels hinsichtlich Färbung und Hautzeichnung. Früher wurden die Tiere deshalb je nach Herkunftsgebiet anderes bezeichnet. Man unterschied den deutschen oder medizinischen Blutegel (Hirudo medicinalis Linnè) vom ungarischen oder offizinalen Blutegel (Hirudo officinalis Linnè). Der einzige Unterschied zwischen den Tieren bestand in der verschiedenen Färbung.

Der deutsche Blutegel hatte eine stark gefleckte Bauchseite. Sie war teilweise so stark mit schwarzen Flecken übersät, dass man den Grundton nicht mehr erkennen konnte. Die Färbung war stumpfer und eher ins grau-bräunliche spielend.

Der ungarische Blutegel dagegen besaß eine nicht gefleckte Bauchseite und eine lebhaftere Färbung mit eher grünlichen Tönen. Auch die Rückenfarbe ist wesentlich leuchtender gestaltet.

Heute weiß man, dass beide Arten nur Farbvarianten derselben Blutegelart darstellen.

Umgebung des Blutegels

Aufgrund des hohen Wassergehaltes ihres Gewebes und des mangelnden Schutzes gegenüber Verdunstung können sie nur in feuchter Umgebung überleben.
Der Blutegel lebt im sauberen, kalkarmen Süßwasser. Dies können sehr verschiedene Arten von Gewässern sein. Blutegel werden in Flüssen, Bächen, Seen, Teichen, Tümpeln, Gräben, Höhlengewässern und Wasserleitungen gefunden. So gegensätzliche Verhältnisse wie Thermalwasser oder kalte Gebirgsseen schrecken sie nicht ab. Wichtig ist, dass in oder an das Wasser Vögel oder Säugetiere kommen. Nur dann können sich die Blutegel fortpflanzen. Das Ufer muss so beschaffen sein, dass sie sich zur Fortpflanzung in die Erde graben können. Dort legen sie ihre Kokons ab.
Blutegel bevorzugen flache Gewässer oder flache Uferregionen von größeren Teichen oder Seen. Das Wasser sollte nur langsam fließen und einen etwas sauren pH-Wert haben. Die Temperatur des Wassers ist eher kühl oder kalt. Temperaturerhöhungen oder direkte Sonneneinstrahlung wirken sich ungünstig auf die Blutegel aus: Zuerst werden sie überaktiv, später tritt eine Hitzestarre ein, die zum Tod führt.
Als natürlichen Lebensraum benötigt jeder Blutegel ca. 1 Liter Wasser. Wird die Anzahl der Blutegel zu groß, können die Tiere ohne eine Reinigung des Wassers und Sauerstoffzufuhr nicht überleben.
Im Winter ziehen sich die Blutegel auf den ungefrorenen Grund der Gewässer zurück. Manchmal graben sie sich auch in den schlammigen Untergrund ein und überwintern dort. Allerdings halten sie keinen Winterschlaf. Ihr Aktivitätsgrad nimmt jedoch mit der Temperatur zu oder ab.
Im Wasser bewegen sich die Blutegel mit delphinartigen Schwimmbewegungen fort. An Land gestaltet sich die Bewegung spinnerraupenartig durch abwechselndes Festhalten der Saugnäpfe.

Fortpflanzung des Blutegels

Blutegel sind wie die Regenwürmer Zwitter. Die Befruchtungszeit ist Juni bis August, in wärmeren Regionen auch April bis Oktober.
Nach der gegenseitigen Befruchtung legen die Blutegel eichelgroße Kokons mit 5-30 Eiern in die feuchte Erde des Ufers oberhalb der Wasserlinie ab. Die Eiablage findet in Höhlen statt, die der Blutegel selbst gräbt. Der Zeitabstand zwischen Befruchtung und Eiablage beträgt 1-9 Monate; je nach Temperatur, Ernährungszustand des Blutegels und anderen Umständen. Blutegel können 8 oder mehr Kokons in Abständen von 5-12 Tagen ablegen.
Nach ungefähr 6 Wochen schlüpfen die jungen Blutegel aus den Kokons. Sie sind 10-20 Millimeter lang, 0,1-0,2 Millimeter breit und circa 70 Milligramm schwer. Die jungen Blutegel werden von ihren Eltern nicht versorgt. Nach der Ablage des Kokons verlassen die Blutegel ihre Nachkommen und kümmern sich nicht weiter um sie.

Nahrungsaufnahme des Blutegels

Blutegel können sehr lange Zeit ohne Nahrung leben. Als Nahrung dient ihnen ausschließlich Blut. Während einer Mahlzeit speichern sie das Blut in großen Blindsäcken. Von diesem Blutvorrat können sie über Monate hinweg leben.
In Gefangenschaft konnten Blutegel länger als 24 Monate ohne Nahrung am Leben gehalten werden.
Um diesen Blutvorrat bei einer Mahlzeit aufzunehmen, erhöht der medizinische Blutegel sein Körpergewicht während des Saugens auf das bis zu 5fache seines Ausgangsgewichts. Entsprechend vergrößert sich sein Körpervolumen.
Das Blut in den Blindsäcken wird durch die Substanzen aus dem Blutegelsekret ungerinnbar gemacht. Noch nach 18 Monaten ist der Inhalt der Blindsäcke flüssig, nicht zersetzt und enthält intakte Blutkörperchen. Mit fortschreitendem Verbrauch der Nahrungsvorräte

und dem danach einsetzenden Hungerzustand werden die Blutegel wieder kleiner.

Junge Blutegel ernähren sich vorwiegend vom Blut kleiner wechselwarmer Tiere wie Frösche, Kaulquappen, Kröten, Molche, Fische oder auch Insektenlarven. Für das Wachstum ist das Blut dieser wechselwarmen Tiere ausreichend. Die Aufnahme von Blut warmblütiger Tiere ist für die Fortpflanzungsfähigkeit der Blutegel wichtig. Blutegel, die Warmblüterblut zu sich genommen haben, werden früher geschlechtsreif und legen in ihre Kokons mehr Jungtiere ab.

Schon häufig haben wir beobachtet, dass sich kleine Blutegel an die großen Tiere ansetzen. Sie saugen das ungerinnbar gemachte Blut aus den Blindsäcken der großen Blutegel. Dies stellt für die großen Tiere kein Problem dar, solange es nicht sehr viele kleine Tiere sind, die sich an einem großen Blutegel satt fressen. Das schwächt den großen Blutegel so sehr, dass er stirbt.

Auf Wasserbewegungen, die von potenziellen Wirtstieren ausgelöst werden, reagiert der Blutegel äußerst sensibel. Hat er sein Opfer erreicht, setzt er sich auf der Haut fest und beginnt suchend eine geeignete Stelle zum Saugen zu finden. In den meisten Fällen beißt er nicht sofort zu. Mit dem gestreckten vorderen Ende sucht er tastend nach einer geeigneten Bissstelle. Hat er diese gefunden, saugt sich der Blutegel mit dem hinteren Saugnapf in der Nähe fest. Dann setzt er den Kopf senkrecht von oben auf die Haut auf. Dabei verbreitert sich der vordere Saugnapf und bildet eine kreisrunde, fest anhaftende Scheibe. Danach werden die dem Kopf benachbarten Leibesringe gegen das Kopfende geschoben, so dass sich der dem Kopf angrenzende Leib ebenfalls senkrecht nach oben aufrichtet. Zum Durchsäbeln der Haut bewegen sich die Kiefer des Blutegels bogenförmig hin und her. Durch den dreistrahligen Kiefer entsteht eine kleine, mercedes-sternförmige Wunde.

Der Biss des Blutegels ist relativ schmerzarm. Er wird von den Patienten häufig mit einem Insekten- oder Nadelstich verglichen. Ob der

Blutegel die Hautoberfläche mit einem lokal wirksamen Mittel betäubt oder nicht, ist heute noch nicht bekannt. Biologisch gesehen wäre dies durchaus sinnvoll.

Die Bisswunde des Blutegels ist ungefähr 1-2 Millimeter groß.

Nach dem Biss des Blutegels tritt beim Patienten ein leichtes Stechen und Brennen auf. Man kann es mit dem Brennen bei der Berührung einer Brennnessel vergleichen. Nach einigen Minuten hört dieses Brennen auf, kann aber während des Saugens erneut auftreten. Dann allerdings nur für wenige Sekunden.

Während des Saugens scheidet der Blutegel ein Sekret in die Wunde ab. Dieses enthält unter anderem eine histaminähnliche Substanz, die die Blutgefäße erweitert. Dadurch wird die Blutfülle im Gewebe rund um die Wunde erhöht. Zudem wird Hirudin abgegeben, das die Blutgerinnung hemmt. Im Sekret sind noch weitere Substanzen enthalten, die unter anderem gerinnungs- und entzündungshemmende Eigenschaften besitzen (siehe Kapitel „Was macht die Wirkung der Blutegel aus?").

Die durch den Saugakt gespeicherte Blutmenge entspricht nur ungefähr 60 % des aufgenommenen Blutvolumens. Das überflüssige Wasser wird noch während des Saugaktes als schleimiges Sekret über die Haut abgegeben. Es schützt den Egel gleichzeitig vor dem Austrocknen.

Nach 20 Minuten bis 2 Stunden ist der Egel gesättigt und lässt los. Der Kiefer des Blutegels bleibt nicht in der Haut des Opfers zurück. Nur bei einem gewaltsamen Entfernen des Blutegels kann es passieren, dass der Kiefer aus der Mundöffnung des Blutegels gerissen wird und in der Wunde zurückbleibt.

Pro Mahlzeit saugt ein Blutegel 3-6 Milliliter Blut. Durch die Nachblutung verliert das Opfer weitere 20-30 Milliliter.

Nach der Nahrungsaufnahme ist der Blutegel prall geschwollen und stark in seiner Beweglichkeit eingeschränkt. Erst nach ein paar Tagen ist er wieder zu einer schlängelnden Schwimmbewegung fähig.

Das gespeicherte Blut wird in der Regel in 5-18 Monaten verdaut. Der Blutegel ist jedoch bereits nach ungefähr 3-4 Monaten wieder erneut beiß- und saugwillig.

Geschichte der Blutegeltherapie

Die Blutegeltherapie ist eine Methode, die zu den Blutentziehungsverfahren gehört. Blutentziehungen wurden von jeher bei Krankheiten angewendet. In der Geschichte der meisten Naturvölker finden sich Hinweise auf den therapeutischen Einsatz der Blutentziehung. Ausgenommen davon waren China und Japan. Dort wurde die Blutentziehung aus religiösen Gründen nicht durchgeführt.
Oft wurde die Skarifikation angewendet. Dabei wurde die Haut eingeritzt und danach die Wunde mit Kräutern oder Pfeffer bedeckt.
Zu den Blutentziehungsverfahren gehört auch das Saugen mit dem Mund auf unverletzter Haut. Dadurch wird ein Bluterguss erzeugt, dem eine heilende Funktion nachgesagt wird. Eine Abwandlung davon ist sicher das Aussaugen von Wunden, zum Beispiel nach der Verletzung durch ein giftiges Tier.
Das Schröpfen, eine weitere Möglichkeit der Blutentziehung, kann trocken oder nass durchgeführt werden. Das trockene Schröpfen (unblutiges Schröpfen), also das Aufsetzen der Saugnäpfe auf unverletzte Haut, hat einen vergleichbaren Effekt wie das erwähnte Saugen mit dem Mund. Es wird eine stark erhöhte Durchblutung, eventuell bis zu einem Bluterguss, erzeugt. Die Wirkung des Schröpfens ist nach unserem heutigen Wissensstand jedoch wesentlich intensiver. Sogar Organfunktionen werden dadurch beeinflusst.
Beim nassen Schröpfen (blutiges Schröpfen) wird die Haut eingeritzt und dann die Schröpfköpfe aufgesetzt. Durch das Vakuum unter den Schröpfköpfen wird Blut aus den Hauteinritzungen gezogen.
Der Aderlass – wohl das bekannteste Blutentziehungsverfahren – verursacht den größten Blutverlust.
Ebenso wie diese Verfahren hatte auch die Behandlung mit Blutegeln ihren festen Platz im therapeutischen Spektrum früherer Therapeuten. Anhand von Wandmalereien kann vermutet werden, dass schon in der Steinzeit Menschen mit Blutegeln behandelt wurden.

Betrachtet man die Völker in allen Erdteilen, finden sich fast überall Hinweise auf die Blutegeltherapie als fester Bestandteil bei der Behandlung von Krankheiten. Noch heute werden bei vielen Naturvölkern Blutegel zur Heilung eingesetzt. Aber nicht nur bei primitiven, sondern auch bei kulturell höher entwickelten Völkern ist die Blutegeltherapie angewendet worden. So findet man den Nachweis für ihren Einsatz in Keilschriften der Babylonier und in archäologischem Gut aus der 18. Dynastie (1567-1308 v. Chr.) in Ägypten. Auch bei den Azteken und nordamerikanischen Indianerstämmen wurden Menschen mit Blutegeln beziehungsweise Blutentziehungsverfahren behandelt.

Auch in Indien war die Blutegeltherapie ein wichtiges therapeutisches Instrument. Ab dem 5. Jhr. v. Chr. wurden dort Blutegel gezüchtet. In der Literatur der damaligen Zeit wurden bereits genaue Anwendungsgebiete für die Blutegelbehandlung beschrieben.

Sogar in China und Japan verwendete man die Blutegel zu therapeutischen Zwecken. Allerdings wurden dafür keine lebenden Blutegel benutzt; das war aus religiösen Gründen verboten. Sie wurden zu Pulver verarbeitet, das als potenzsteigernde Substanz galt. Daneben wurde es auch zu kosmetischen Zwecken eingesetzt, unter anderem als Haarfärbemittel.

Vom Altertum bis ins 18. Jahrhundert

In Europa waren die Blutegel zuerst nur als Parasiten bekannt. Immer wieder werden in Texten aus der Zeit um 500-300 v. Chr. Verfahren zur Behandlung verschluckter Blutegel erwähnt. Unter anderem wurde das Trinken von Säuren oder das Inhalieren von Rauch empfohlen. Hippokrates (460-377 v. Chr.) kannte die Blutegel vermutlich nur als Parasiten.

Auf indischen Quellen beruht wahrscheinlich die Verwendung des Blutegels zur Behandlung von Krankheiten in Alexandria. Dort wurde historischen Quellen zufolge die Blutegeltherapie bereits im

3. Jhr. v. Chr. eingesetzt. Nikander von Kolophon (ca. 200-131 v. Chr.) scheint von dort beeinflusst gewesen zu sein. Er schrieb als Erster im europäischen Raum über den Nutzen der Blutegel.
Bedeutend wurde die Blutegeltherapie allerdings erst durch Themison von Laodikeia (123-43 v. Chr.), den Begründer der methodischen Schule. Er führte alle Krankheiten entweder auf einen Zustand der Spannung (Status strictus) oder der Erschlaffung (Status laxus) zurück. Er ordnete die Blutegeltherapie – wie auch die anderen Blutentziehungsmethoden – den entspannenden Verfahren zu. Diese waren nach seinem Gedankenmodell bei allen Spannungszuständen indiziert.
Erst im 1. Jhr. n. Chr. gelangte die Blutegelbehandlung durch die Methodiker nach Rom.
Der ältere Plinius (23-79 n. Chr.) erwähnte die Therapie mit Blutegeln besonders bei Gichtanfällen und Hämorrhoidalbeschwerden. Die Blutegelasche – vermischt mit Essig – sollte auch ein gutes Enthaarungsmittel sein.
Ab der Mitte des 1. Jhr. n. Chr. breitete sich in Rom das Wissen um die Blutegeltherapie in der gesamten Bevölkerung aus. Der Blutegel bekam einen volkstümlichen Namen („sanguisuga") und wurde – unabhängig von einer der großen medizinischen Schulen – in der Volksmedizin eingesetzt.
Galen (130-201 n. Chr.) war ein Befürworter der Blutentziehungsmaßnahmen, da seiner Meinung nach durch diese die krankheitsverursachenden Säftestockungen beseitigt werden konnten. Das Ableiten der Säfte war die Therapie der Wahl.
Aus dieser Zeit stammt auch die Meinung, dass der Blutegel den anderen Blutentziehungsmethoden vorzuziehen sei, da er die Fähigkeit besitze, kranke Säfte aus dem Körper zu entfernen.
Von Antyllos wurde als Erstem die Bdellotomie erwähnt. Dabei wird dem vollgesogenen Blutegel das Hinterteil abgeschnitten. Dadurch kann das in den Blindsäcken gespeicherte Blut auslaufen und der Blutegel saugt zeitlich unbegrenzt weiter. Erst durch gewaltsames

Entfernen des Egels kann der Saugakt unterbrochen werden. Dieses Verfahren wurde bis in das 20. Jhr. immer wieder beschrieben und angewendet.

In den folgenden Jahrhunderten wurden Blutegel je nach Schule bei den verschiedensten Krankheiten therapeutisch eingesetzt. In ganz Südeuropa, von Byzanz bis Spanien und in der arabischen Welt wurde mit Blutegeln behandelt. Die arabischen Völker bevorzugten allerdings aus religiösen Gründen das Schröpfen. Blutegel wurden dort nur bei Hautkrankheiten eingesetzt.

Im Altertum wurden neben der therapeutischen Verwendung der Blutegel auch immer Mittel gegen verschluckte Blutegel aufgeführt. Anscheinend kam dieses Ereignis gar nicht so selten vor. Diese Unglücksfälle sind bis in unserer Zeit dokumentiert. Johnson beschrieb in einem *Med. and Phys. Journal* zu Beginn des 19. Jhr. die Probleme durch verschluckte Blutegel im napoleonischen Feldzug nach Ägypten und Syrien.

In den Niederlanden und in Deutschland war die Blutegeltherapie bis zur zweiten Hälfte des 16. Jhr. völlig unbekannt. Erst zu Beginn des 17. Jhr. stieg der Bekanntheitsgrad dieser Therapie. Im 18. Jhr. finden sich in der englischen Literatur Anleitungen für Blutegelbehandlungen.

Die Hochburg der Blutegeltherapie war und blieb Italien. Dort war sie ein wesentlicher Bestandteil der täglichen medizinischen Praxis. Nicht selten setzten die Ärzte der damaligen Zeit bei jeder Erkrankung Blutegel ein.

In den auf Galen folgenden 1.500 Jahren bauten fast alle medizinischen Lehren auf seinem Gedankengut auf. Für Galen war die Blutegeltherapie ein wichtiges Heilverfahren; dadurch erhielt sie ihren festen Platz in der Therapie. Ihre Bedeutung wurde nie infrage gestellt. In diesem Zeitraum änderte sich im Prinzip nichts an der Anwendung und Handhabung der Blutegelbehandlungen.

Diese Therapieform war so stark in die Volksmedizin eingebunden, dass es im späten Mittelalter und danach kaum Niederschriften zu der Durchführung der Blutegelbehandlung oder deren Anwendungsgebiete gab. Die Kenntnisse über die Anwendung und Handhabung der Blutegel gehörten selbstverständlich zum allgemeinen medizinischen Wissen.

19. Jahrhundert

Mit dem Beginn des 19. Jhr. änderte sich die Häufigkeit der Anwendung von Blutegeln. Die Blutentziehung insgesamt, aber besonders die Blutegelbehandlungen, nahmen gewaltige Ausmaße an. Ausgehend von Frankreich breitete sich dieser Trend über ganz Europa und Nordamerika aus. Treffend wird jene Phase in der Medizingeschichte als „Vampirismus" bezeichnet. Ihr Höhepunkt wurde in der Mitte des 19. Jhr. erreicht.
Ein starker Verfechter dieses „Blutentziehungswahns" war Francois-Joseph-Victor Broussais (1772-1830). Nach ihm wird diese Richtung der Medizin auch als „Broussaisismus" benannt. Er sah alle Krankheiten als Folge übermäßiger Reizungen an, die sich in Blutanhäufungen, Entzündungen und so weiter auswirkten. Sein besonderes Augenmerk galt dem Magen-Darm-Trakt, dessen Schleimhaut besonderen Irritationen ausgesetzt war. Dies war für ihn die Ursache der meisten Krankheiten. Therapiert wurde mittels örtlicher Blutentziehung, Anwendung von Kälte und Verabreichung säuerlicher und schleimiger Mittel.
Broussais hatte schon 1819 einen Bedarf von 100.000 Blutegeln pro Jahr in seinem Pariser Krankenhaus. Er war sehr überzeugt von seiner Methode, dass er sich selbst bei einer Erkrankung innerhalb von zwei Tagen über 60 Blutegel ansetzte. Als übliche Menge wurden bei einer einmaligen Anwendung 60-80 Tiere genommen. Es existieren Berichte, dass bei einem Patienten im Verlauf einer Krankheit 1.800 Blutegel verwendet wurden! Kein Wunder, dass dieser Patient die Krankheit nicht überlebte.

Die Angaben zur Blutegeleinfuhr und dessen Verbrauch veranschaulichen deutlich die rasante Zunahme der Blutegelbehandlungen.
1827 betrug die Blutegeleinfuhr nach Frankreich knapp 34 Millionen Blutegel
1829 waren es 44,5 Millionen und
1832 bereits 57,5 Millionen
1850 stieg die Menge bis auf 100 Millionen Tiere pro Jahr an.
1904, als die Blutegelbehandlung ihren Zenit sogar schon lange überschritten hatte, wurden in Frankreich von 16,5 Millionen Tiere pro Jahr verbraucht.
In England wurden Ende des 19. Jhr. jährlich 16 Millionen Blutegel verbraucht.
In Deutschland wurden zu dieser Zeit jährlich 25 Millionen Tiere im Inland eingesetzt und weitere 30 Millionen exportiert.
In den außereuropäischen Ländern wurden zudem noch die einheimischen Blutegelarten reichlich verwendet, zum Beispiel in den USA, Mexiko und den anderen südamerikanischen Staaten, Australien, Südafrika, Japan, Indien, Ceylon und den Philippinen.
Die Begeisterung für die Blutegelbehandlung wurde sogar in die Mode Deutschlands, Englands und Frankreichs übertragen. Es gab Stoffe für Damenbekleidung mit Blutegelmustern und „robes à la broussais".
In Frankreich, Deutschland, England, Schottland, Portugal, Spanien, Italien, Polen und Ungarn waren die Tiere fast ausgerottet. Nur an ganz wenigen Stellen wurden noch Restbestände gefunden. Zusätzlich vernichtete die zunehmende Industrialisierung die Lebensräume der Blutegel.
Die Tiere wurden aus Syrien, der Türkei, Russland und Zentralasien importiert. Dies geschah damals auf dem Landweg mit besonderen, extra für diesen Zweck gebauten Wagen. 15 Tage Transportzeit waren keine Seltenheit. Oft wurden die Tiere dann in ihrem Bestimmungsland erneut verpackt und nach Übersee exportiert. Diese weiten Transportwege führten zu sehr hohen Verlusten an Tieren. Man

nahm an, dass nur jeder 10. Blutegel seinen Bestimmungsort lebend erreichte.

Bereits in den zwanziger Jahren des 19. Jhr. war das Blutegelgeschäft der wichtigste Wirtschaftszweig im Bereich der Medizin. Schon früh entstanden Blutegelzüchtereien, die den einheimischen Bedarf jedoch bei weitem nicht decken konnten.

Ein weiteres Problem stellte für die Patienten der enorme Blutverlust dar, der bei wiederholten Blutegelbehandlungen mit diesen vielen Tieren entstand. Oft überlebten die Patienten diese Art der Behandlung nicht. Aufgrund der gehäuft auftretenden Todesfälle traten in der 2. Hälfte des 19. Jhr. immer mehr Kritiker gegen die übersteigerte Anwendung von Blutegeln auf. Dies führte dazu, dass nach 1850 der Verbrauch an Blutegeln und die Häufigkeit der Blutegeltherapie stark zurückgingen.

Mit dem Ende des 19. Jhr. ging auch die Blütezeit der Blutegeltherapie zu Ende.

Der medizinische Blutegel kam bis Ende des 19. Jhr. in ganz Europa, Nordafrika und Südwestasien vor. In andere Gegenden, zum Beispiel nach Nordamerika, wurde er vermutlich durch den Menschen und die enorme Exporttätigkeit im 19. Jhr. verschleppt.

Durch den massiven medizinischen Einsatz und die zunehmende Umweltverschmutzung war der medizinische Blutegel in Europa zu Beginn des 20. Jhr. fast ausgerottet. Heute steht er unter Artenschutz. Seine Bestände haben sich in den letzten Jahrzehnten in Deutschland etwas erholt. Die Zahl der Blutegel ist wieder deutlich angestiegen.

Blutegeltherapie in der modernen Medizin

Mit dem Aufkommen der Organpathologie von Virchow und der Bakteriologie verschwand die Blutegeltherapie mehr und mehr aus dem medizinischen Repertoire. Ihr fehlte – wie allen Blutentziehungsverfahren und der gesamten Humoralpathologie – die wissenschaftliche Grundlage.

Die Säftelehre wurde nunmehr völlig verworfen und mit ihr die humoraltherapeutischen Verfahren. Vor allem die Blutegelbehandlung geriet wegen ihrer fehlenden Keimfreiheit in Verruf. Blutentziehungen wurden nur noch im Rahmen der Volksmedizin durchgeführt. Sie hat das Wissen über die alten Heilweisen in Form der Naturheilkunde bis heute bewahrt. Die Volksmedizin wurde durch die wissenschaftliche Entwicklung nicht berührt. Auch den Vampirismus in seinen Extremen hatte sie nicht mitgemacht.

Nur in Bulgarien, der Türkei und in Persien wurde die Blutegeltherapie auch weiterhin häufig verwendet, und auch in Frankreich konnte sie nie ganz verdrängt werden.

Trotz der Ablehnung der Blutegelbehandlung durch die wissenschaftliche Medizin wurde viel mit Blutegeln geforscht. Man versuchte, die Wirkungsweise der Blutlegel zu ergründen. 1884 entdeckte Haycroft als erster im Sekret der Blutegel eine Substanz, die die Blutgerinnung hemmt.

1903 wurde diese Substanz von Jacobi isoliert und Hirudin genannt.
1939 entdeckte dann Lindemann Histamin im Sekret der Blutegel. Dies machte er für die entzündlichen Reaktionen um die Bissstellen der Blutegel verantwortlich.

Bis etwa 1920 blieb es in Deutschland ruhig um die Blutegelbehandlung. Dann erlebten die Naturheilverfahren weltweit eine Renaissance und mit ihr die Blutegeltherapie. Es kam zu einer Häufung von Untersuchungen und Erfahrungsberichten. Stark zu ihrer Verbreitung hat die Konstitutionstherapie beigetragen, die damals von Wien ausging (Aschner). Allerdings beschränkten sich die Anwendungen der Blutegel vor allem auf venöse Blutgerinnsel (Thrombose) und Venenentzündungen (Thrombophlebitis). Es gab kaum Veröffentlichungen mit Blutegelbehandlungen bei anderen Erkrankungen.

1935 erschien das Buch „Die Blutegelbehandlung" von Heinz Bottenberg. In diesem Buch wurden die Veröffentlichungen der letzten Jahre und die eigenen Erfahrungen des Autors mit der Blutegeltherapie dargestellt. Seiner Meinung nach unterteilte sich die Wirkung der Blutegelbehandlung in eine lokale und eine systemische Komponente.

Örtlich sollten die Blutegel blutgerinnungshemmend, lymphstrombeschleunigend, abwehrsteigernd und gefäßkrampflösend wirken. Die allgemeinen Wirkungen waren entlastend, entzündungshemmend, krampflösend, beruhigend, aufsaugend und abwehrstärkend. Mit diesem Erfolg begründete er seine Anwendungsgebiete.

Als mögliche Therapie sah er die Blutegel bei Krankheiten, die die zentrale Kreislauffunktion oder die Säfteverteilung und Blutbeschaffenheit beziehungsweise das Abwehrsystem betrafen. Als Anwendungsgebiete benannte er folgende Krankheitsgruppen: Anschoppungs- und Stauungszustände, Krankheiten mit spastischen Erscheinungen der Blutgefäße und überall dort, wo ein Aderlass aus einer Vene aus technischen oder anderen Gründen nicht durchführbar ist.

Im Einzelnen nannte er Erkrankungen des Venensystems wie Krampfaderbeschwerden, Gefäßverschlüsse und deren Vorbeugung, auch in der Lunge (Lungenembolie), akute oder chronische Venenentzündungen, chronisches Unterschenkelgeschwür und Hämorrhoiden. Des Weiteren erwähnte er viele chronische und akute Entzündungszustände, zum Beispiel Mandelentzündungen und -vereiterungen, Hirnhautentzündung, Furunkel, Lungenentzündung, Parodontose, Mittelohrentzündung, Nasennebenhöhlenentzündungen, entzündliche Erkrankungen der Haut, Blinddarmentzündung, entzündliche Erkrankungen der Genitalorgane, Gelenkentzündungen, Gicht, Lymphknotenschwellungen.

Eine weitere Krankheitsgruppe waren Stauungszustände wie Verstauchungen, Verrenkungen, Blutergüsse, Verschleißerscheinungen der Gelenke, Bluthochdruck, Hinterhauptkopfschmerz und Wechseljahrbeschwerden. Auch führte er Erkrankungen mit spastischen Erscheinungen wie Migräne, Durchblutungsstörungen des Herzens (Angina pectoris) und schmerzhafte Monatsblutungen auf.

Kein anderes Buch enthielt so viele praktische Tipps zur Anwendung der Blutegeltherapie.

Bottenbergs Buch ist bis in unsere Zeit das Standardwerk zur praktischen Durchführung der Blutegeltherapie geblieben.

Die Durchführung einer Blutegeltherapie durch Bottenberg und andere Blutegeltherapeuten um 1935 wird nachfolgend auf dem für den Patienten bestimmten Handzettel zur Handhabung der Blutegelbehandlung beschrieben:

Handhabung der Blutegelbehandlung

Anweisung für den Patienten.

(Nachdruck auch auszugsweise verboten).

Die Blutegelbehandlung ist sehr einfach und mit keinen Gefahren verknüpft. Sie erhalten die vom Arzt verschriebenen Blutegel von der Apotheke in einem Steingutgefäßchen oder einer Salbendose. Das Gefäß muß gut verschlossen sein; jedoch muß der Deckel Löcher enthalten oder mit einem Mullstreifen verschlossen sein.

Das Ansetzen der Blutegel erfolgt durchweg morgens oder vormittags, da die Nachblutung mehrere Stunden dauert. Um die Blutegel anzusetzen, nehmen Sie, evtl. unter Zuhilfenahme eines Spatels oder eines Löffelstiels, jeden Blutegel einzeln aus dem Gefäß (das Gefäß danach sofort wieder schließen!) und tun ihn in ein Likörgläschen. Das Likörgläschen mit dem Blutegel stülpen Sie dann auf die Hautstelle, für die Ihnen vom Arzt das Ansetzen des Blutegels verordnet worden ist.

Diese Hautstelle soll vorher mit heißem Wasser und Seife gereinigt werden. Alkohol, Benzin, Aether und andere Desinfektionsmittel sind zu vermeiden. Der Blutegel beißt dann gewöhnlich nach einigen Sekunden oder Minuten an. Sollte ein Anbeißen nicht erfolgen, so empfiehlt es sich, die Hautstelle mit einer ausgeglühten Nadel leicht anzuritzen, bis ein Tröpfchen Blut oder Lymphe zum Vorschein kommt. Wenn Sie dann das Gläschen mit dem Blutegel über die Stelle stülpen, beißt der Egel noch rascher an.

Wenn der Egel angebissen hat, was durch einen kurzen stechenden Schmerz und durch Saugbewegungen am Körper des Egels erkenntlich ist, so nehmen Sie das Glas herunter. Der Blutegel bleibt dann an dieser Stelle hängen. Sie können die anderen dann in die Nähe setzen.

Die Egel saugen sich voll und fallen innerhalb von einer Viertelstunde bis Dreiviertelstunden von selbst ab. Wenn Ihnen vom Arzt nichts anderes verordnet ist, so warten Sie, bis das Abfallen von selbst erfolgt. Nicht ziehen, nicht mit Salz und Zucker bestreuen!

Ist ein Egel abgefallen, so legen Sie ihn in reinen Essig. Hierin geht er zugrunde. Werfen Sie ihn dann ins Klosett. Ein mehrmaliger Gebrauch der gleichen Blutegel empfiehlt sich nicht. Auch ist aufbewahren zwecklos, da die Egel einer komplizierten Pflege bedürfen.

Aus den kleinen Bisswunden sickert nun dauernd etwas Blut heraus. Dieser ständige Abstrom von Blut und Lymphe ist sehr wertvoll und heilungbringend und soll nicht zu früh unterbrochen werden. Zu diesem Zweck bedecken Sie die Wunden mit frisch gewaschenem Leinen oder etwas sterilem Mull und legen darüber dicke Lagen von Zellstoff. Der Zellstoff kann dann je nach Bedarf erneuert werden.

Soll die Blutung zum Stehen gebracht werden, was sich im allgemeinen nach 6-10 Stunden empfiehlt, so nehmen Sie etwa einen pfirsichkerngroßen, festzusammengeballten Bausch blutstillender Watte, drücken ihn auf die Bisswunde und überkleben ihn mit einem Leukoplaststreifen. Dann steht die Blutung meistens bald. Sollte das nicht der Fall sein, so besorgen Sie sich aus der nächsten Apotheke einen kleinen Höllensteinstift und drücken ihn für die Dauer von einer bis zwei Minuten fest in die Wunde. Das gibt einen kurzen brennenden Schmerz. Durch diese Aetzung wird die Blutung mit Sicherheit zum Stehen gebracht.

Die Bäusche von blutstillender Watte dürfen vor zwei Tagen nicht entfernt werden, da sonst neuerlich Nachblutung erfolgt. Auch in den folgenden Tagen nicht an den Wunden kratzen, da sonst Infektion entsteht.

Quellenangabe: Handzettel
Beilage in Heinz Bottenberg: Die Blutegelbehandlung – Ein vielseitiges Verfahren der biologischen Medizin 1935

Das zunehmende Interesse an Blutegeln zeigen auch die Angaben großer deutscher Blutegelhändler oder auch -züchter.
1940 verkauften sie zusammengerechnet zirka 2 Millionen Blutegel. Zu dieser Zeit schien die Blutegelbehandlung wieder auf dem Vormarsch zu sein.
1950 ging das Interesse an der Blutegelbehandlung erneut zurück. Sie verschwand aus dem Blickfeld der Schulmedizin.
Das Wissen um die Wirkungen der Blutegeltherapie blieb nur in der Naturheilkunde erhalten. Die Blutegeltherapie wurde fast ausschließlich von Heilpraktikern und Landärzten durchgeführt. Es wurden nur noch vereinzelt Artikel über diese Therapie veröffentlicht.
Um 1960 erschien die erste Veröffentlichung über die Anwendung der Blutegel in der Transplantationsmedizin. Weitere 20 Jahre mussten vergehen, bis die Blutegeltherapie in die wissenschaftliche Medizin Eingang fand.
Im Verlauf der Achtziger Jahre des 20. Jhr. erschienen immer mehr Artikel und Veröffentlichungen über die erfolgreiche Anwendung von Blutegeln bei Replantationen. Vor allem die Behandlung von venösen Stauungszuständen in wieder angenähten Fingern und Zehen wurde beschrieben. Vereinzelt wurden auch Artikel über Anwendungen bei anderen Erkrankungen veröffentlicht.
Bis heute ist die Blutegeltherapie nicht aus ihrem Schattendasein getreten. In den letzten Jahren kommt von Seiten der Bevölkerung zunehmend der Wunsch nach Blutegelbehandlungen auf. Obwohl die Blutegeltherapie in der Naturheilkunde nie ganz aus dem therapeutischen Spektrum verschwunden war, ist sie bis heute in der wissenschaftlichen Medizin nur für einige wenige Einsatzgebiete anerkannt.
Im Jahr 2001 wurde eine Studie veröffentlicht, in der die therapeutische Anwendung der Blutegel bei Verschleißerscheinungen der Knie untersucht wurde. Dies ist nach unserem Wissen überhaupt die erste klinische, am Patienten durchgeführte Studie zu diesem

Thema. Dabei erwies sich die Blutegeltherapie bei der Behandlung von Knieschmerzen als äußerst erfolgreich.

Die Studie erfolgte unter der Regie von Prof. Dr. med. Malte Bühring, Leiter der naturheilkundlichen Abteilung des Krankenhaus Moabit, heute zugehörig zur Berliner Charité.

Es wurden Patienten mit schmerzhafter Arthrose am Kniegelenk behandelt. Dabei zeigte sich ein deutlich schmerzlindernder Effekt der einmaligen Blutegelbehandlung bereits nach drei Tagen. Die Wirkung hielt mindestens sechs Wochen an. Es gab Patienten, die noch nach über sechs Monaten deutlich weniger Schmerzen hatten oder sogar beschwerdefrei waren.

In den folgenden Jahren wurde eine Vielzahl von Studien zur Blutegeltherapie von verschiedenen Therapeuten durchgeführt.

Anwendung von Blutegeln

In diesem Kapitel beschreiben wir, wo die Blutegel herkommen, wie sie gehalten werden und welche Kenntnisse man benötigt, um eine Blutegelbehandlung korrekt durchführen zu können.
Obwohl wir der Ansicht sind, dass Blutegel von einem im Umgang mit Blutegeln erfahrenen und medizinisch vorgebildeten Therapeuten angesetzt werden sollten, werden wir in diesem Buch die genaue Durchführung einer Blutegeltherapie erläutern. Wir können nicht verhindern, dass sich Menschen ohne medizinische Vorkenntnisse Blutegel selbst ansetzen.
Mit der ausführlichen Darstellung des Ablaufs einer Blutegelbehandlung wollen wir in diesen Fällen wenigstens erreichen, dass die Behandlung ordnungsgemäß erfolgt. Dadurch sollen die Risiken, zum Beispiel durch fehlende Abklärung der Gegenanzeigen, verringert werden. Die Kenntnisse über die möglichen Nebenwirkungen einer Blutegelbehandlung erhöhen die Sicherheit im Umgang mit den Blutegeln.

Herkunft der Blutegel

Blutegel sind heute in Deutschland sehr selten zu finden (Wildegel). Aufgrund der starken Verschmutzung der Gewässer können sie an vielen Orten nicht überleben. Die meisten Tiere, die in Deutschland verkauft werden, stammen aus Importen. Bis 2006 wurden die Blutegel in der Türkei als „Wildfang" gesammelt. In der Türkei leben die Blutegel in Gewässern, die in großen Naturschutzgebieten liegen. In diesen Gegenden sind keine Menschen ansässig. Die Blutegel ernähren sich vom Blut der Frösche und Fische oder der Tiere, die zum Trinken an eines der Gewässer kommen.
Für den Export wurden sie gesammelt, in Leinensäcke verpackt und in die ganze Welt verschickt.

Da die Blutegel unter Artenschutz stehen, musste jeder Import/Export von der CITES-Behörde (Internationale Artenschutzkommission) in Genf und dem Bundesamt für Naturschutz in Bonn genehmigt werden.
Von den Exporteuren und der türkischen Veterinärbehörde lagen dazu Bescheinigungen vor, dass die Blutegel noch keinen Kontakt mit Menschen hatten und frei von gefährlichen Krankheitserregern sind.
In Deutschland gibt es bereits Zuchtanlagen für Blutegel. Diese Händler verkaufen neben den selbst gezüchteten Tieren auch importierte Blutegel aus genehmigten Wildfanggebieten. Momentan ist es so, dass die Anzahl der Blutegel durch Aufzucht bei weitem nicht reichen würde, um den Bedarf in Deutschland zu decken.
Die Zuchtegel werden mit Blut von Tieren aus biologisch kontrollierten Betrieben gefüttert.
Da inzwischen die Blutegel in Deutschland unter das Arzneimittelgesetz fallen, ist der Handel nur noch durch pharmazeutisch genehmigte Zuchtanlagen statthaft. Diese dürfen die Blutegel – weil Arzneimittel – nicht an Privatpersonen verkaufen.

Haltung der Blutegel

Blutegel leben in Gewässern mit klarem, nur langsam fließendem Wasser. Die Haltung der Tiere kann in Aquarien oder größeren Behältern aus Glas, Ton oder lebensmittelechtem Kunststoff erfolgen. In Aquarien kann man den Blutegeln einen lebensnahen Raum mit Bepflanzung, Schlamm und Steinen schaffen.
Zur Aufbewahrung, vor allem für Therapeuten, bieten sich Gläser mit ein bis zwei Liter Fassungsvermögen an (zum Beispiel ein einfaches Gurkenglas). Der Schraubdeckel sollte mit Luftlöchern, die maximal einen Millimeter im Durchmesser haben dürfen, versehen sein. Dabei muss darauf geachtet werden, dass die Luftlöcher von

innen nach außen gestanzt werden. Dadurch können sich die Blutegel nicht an den scharfen Kanten der Löcher verletzen. Der Verschluss des Glases kann auch mit einem Stück Leinenstoff oder Gaze erfolgen, das mit einem Gummi straff über die Öffnung gespannt wird. Egal, wie der Behälter verschlossen wird, wichtig ist, dass der Verschluss dicht ist. Blutegel haben die leidige Angewohnheit, ganz schnell auf Wanderschaft zu gehen. Der Weg zur Flucht kann sehr eng sein. Der Blutegel bahnt sich fast immer einen Weg.

Falls die Tiere in Aquarien aufbewahrt werden, muss das Aquarium mit einem Deckel versehen sein, der am besten fest eingefügt ist. In diesem Deckel sollte eine Öffnung vorhanden sein, die mit einem Schraubdeckel oder Ähnlichem verschlossen wird. Wir haben die Erfahrung gemacht, dass Schraubdeckel die sicherste Methode sind, um den Blutegeln die Flucht zu verwehren. In einem Aquarium muss zudem die Sauerstoffzufuhr durch eine Sauerstoffpumpe geregelt werden. Auch hier muss – wie übrigens auch bei den Pumpen zur Reinigung des Wassers in Aquarien – darauf geachtet werden, dass kein Blutegel in das Schlauchsystem zur und von der Pumpe weg gelangen kann.

Die Haltung in Gläsern eignet sich für kleinere Mengen an Blutegeln (bis zu 50 Tiere). Besonders günstig sind Gläser deshalb, da man bei diesen die Wasserqualität ohne Probleme und ohne Öffnen des Deckels kontrollieren kann. Bei größeren Mengen sollte man entweder mehrere kleine oder ein großes Gefäß (zum Beispiel mit 20 Liter Volumen) benutzen.

Die Verteilung der Blutegel auf mehrere Behälter hat den Vorteil, dass bei einer Erkrankung der Tiere in einem Glas nur die darin befindlichen Tiere betroffen sind.

Das Gefäß sollte halb- bis zweidrittelvoll mit klarem Wasser gefüllt werden. Dabei ist es egal, ob Leitungs-, Brunnen- oder Regenwasser benutzt wird. Allerdings ist nicht jedes Leitungswasser für die Blutegel geeignet. Erstaunlicherweise schadet den Tieren unserer Erfahrung nach die Chlorierung des Leitungswassers nicht.

Wichtig ist, dass das Gefäß kühl, aber nicht kalt, und abgedunkelt mit den Blutegeln aufbewahrt wird. Wegen der Wärmeentwicklung sollte kein Sonnenlicht auf das Gefäß fallen. Bei Tongefäßen oder weißem Kunststoffbehältern ist eine Abdunkelung nicht nötig.
In der Nähe sollten keine Chemikalien gelagert sein oder Gase freigesetzt werden.

Das Wasser muss, außer in Aquarien mit Reinigungspumpen, regelmäßig alle 2 – 3 Tage gewechselt werden. Sollten sich im Wasser allerdings Trübungen, blutige Verfärbungen oder sonstige Auffälligkeiten zeigen, muss das Wasser jeden Tag, eventuell mehrmals täglich, gewechselt werden. Im Wasser schwimmende abgestreifte Schleimringe sind normal und deuten auf gesunde, bissfreudige Tiere hin.

Es ist durchaus üblich, dass sich ein Teil der Blutegel oberhalb der Wasserlinie aufhält. Beobachtet man die Tiere, stellt man fest, dass sie sich nach geraumer Zeit ins Wasser fallen lassen. Die Blutegel halten es über dem Wasser in der mit hoher Luftfeuchtigkeit durchsetzter Luft erstaunlich lange aus. Tote Tiere müssen aus dem Gefäß entfernt, kranke Tiere sollten in einem separaten Behälter aufbewahrt werden. Manchmal gesunden sie wieder, sodass man sie nach einiger Zeit verwenden kann.

Hängen die Tiere alle am Deckel beziehungsweise an der Stelle, an der Sauerstoff in das Aufbewahrungsgefäß gelangt, dann ist entweder die Sauerstoffzufuhr zu gering oder die Anzahl der Tiere in dem Gefäß viel zu hoch. In so einem Fall sollten die Tiere auf mehrere Gefäße verteilt oder die Sauerstoffzufuhr optimiert werden.

Was macht die Wirkung der Blutegel aus?

Die Wirkung der Blutegelbehandlung wird nicht nur durch den Blutverlust hervorgerufen.

Die Blutegel saugen zwar während der Behandlung Blut, dies ist jedoch keine besonders große Menge (siehe Kapitel „Die Nahrungsaufnahme der Blutegel"). Die Wirkung der Blutegel geht über die lokale Blutentziehung mit ihren entlastenden, entstauenden Effekten hinaus. Der Unterschied zwischen einer Blutegelbehandlung und den anderen blutentziehenden Maßnahmen ist der, dass der Egel während des Saugens ein Sekret in den Körper des „Opfers" abgibt.

Dieses Sekret ist u.a. für die vielen verschiedenen Wirkungen des Blutegels verantwortlich.

Das Sekret des Blutegels ist noch nicht vollständig erforscht. Der wohl bekannteste Bestandteil ist das Hirudin. Es wirkt lokal gerinnungs- und entzündungshemmend. Seine Wirkung ist auf einige Stunden begrenzt.

Es kann bereits gentechnisch hergestellt werden. Des Weiteren sind – soweit bis heute erforscht –Egline (entzündungshemmend), Bdelline (enzymhemmend), Hyaluronidase (gefäßerweiternd), Destabilase (Auflösung von Blutgerinnseln), Prostaglandine, Kollagenase, Apyrase und Calin enthalten. Calin wirkt im gesamten Körper blutgerinnungshemmend. Die Hyaluronidase führt zu einer lokalen Gefäßerweiterung. Diese ist für ein Phänomen verantwortlich, auf das wir im Kapitel „Die Nebenwirkungen der Blutegeltherapie" noch näher zu sprechen kommen werden: die Lokalreaktion.

Die Beschreibung weiterer Wirkstoffe, die nicht so bekannt sind, erfahren Sie unter www.blutegel-online.de.

Diese Bestandteile erklären bei weitem nicht alle Wirkungen, die bei einer Blutegelbehandlung beobachtet werden. Es ist beispielsweise noch nicht vollständig erforscht, worauf der schmerzstillende Effekt beruht, der oft schon beobachtet werden kann, während die Tiere noch saugen. Entsteht diese Wirkung indirekt durch einen der oben aufgeführten Bestandteile und die Reaktionen im Körper darauf, oder enthält das Sekret des Egels einen schmerzstillenden Wirkstoff? Dies und vieles andere sind Fragen, auf die zum jetzigen Zeitpunkt noch keine plausiblen Antworten gegeben werden können.

Krankheiten, bei denen Blutegel angewendet werden können.

Prinzipiell können Blutegel bei allen Krankheiten, die mit Durchblutungsstörungen einhergehen oder infolge von Durchblutungsstörungen entstehen, eingesetzt werden. Dank ihrer gerinnungshemmenden, blutverdünnenden und gefäßerweiternden Wirkung sind sie bestens geeignet, lokale Durchblutungsstörungen zu beseitigen. Unter diesem Aspekt sind fast alle Krankheiten geeignet. Bei fast jeder Erkrankung kommt es durch Vorgänge auf Zellebene zu Durchblutungsstörungen im weitesten Sinn, oder es wird zur schnelleren Heilung eine verbesserte Durchblutung benötigt.

Grenzt man das Ganze etwas mehr ein, sind Anwendungsgebiete für die Blutegelbehandlung alle Gefäßerkrankungen, Krankheiten, die mit Schmerzen einhergehen und Krankheiten mit spastischen Reaktionen.

Die Blutegeltherapie wird oft begleitend zu anderen Maßnahmen eingesetzt.

Arterielle und venöse Gefäßerkrankungen

Krampfadern (immer noch die Domäne für eine Blutegeltherapie)
Gefäßverschlüsse (Thrombose)
Venenentzündungen (Thrombophlebitis)
Offene Beine
Hämorrhoiden
Gefäßverkalkung
Schlaganfall
Herzinfarkt
Angina pectoris
Ohrgeräusche
Gefäßveränderungen im Rahmen einer Zuckererkrankung (Diabetes mellitus)

Krankheiten mit Verspannungen und Migräne
Wadenkrämpfe
Schmerzhafte Monatsblutungen
Spannungskopfschmerz
Myogelosen

Schmerzhafte Krankheiten
Muskelschmerzen
Verschleiß der Gelenke (Arthrose)
Rheuma
Nervenschmerzen
Wirbelsäulenschmerzen
Bandscheibenvorfälle
Verstauchungen, Zerrungen, Prellungen
Blutergüsse (dort wirkt die direkte blutgerinnungsauflösende Komponente)
Muskelfaserrisse

Diese Erkrankungen werden häufig in orthopädischen und unfallchirurgischen Praxen gesehen. Auch postoperative Beschwerden, wie beispielsweise Narbenschmerzen, gehören dazu.
Nicht jedem Patienten hilft die Blutegeltherapie. Wie bei allen Methoden gibt es Fälle, in denen keine Besserung der Beschwerden eintritt. Eine Möglichkeit, dies schon vor der Behandlung zu erkennen, ist uns nicht bekannt. Es kommt immer auf einen Versuch an.
Insgesamt gesehen beruhen die Angaben zu den Indikationen auf den individuellen Erfahrungen des einzelnen Therapeuten. Studien existieren nur vereinzelt.

Die Gegenanzeigen einer Blutegeltherapie

Unter Gegenanzeigen versteht man Krankheiten oder Befindlichkeiten eines Menschen, bei denen eine Behandlung nicht erfolgen darf. Auch wenn die Blutegeltherapie ein natürliches Verfahren darstellt, existieren Gegenanzeigen, bei denen eine Blutegelbehandlung nicht (absolute Kontraindikation) oder nur unter bestimmten Bedingungen (relative Kontraindikation) durchgeführt werden darf.
Wann darf auf gar keinen Fall eine Blutegelbehandlung durchgeführt werden?

Absolute Gegenanzeigen
Angeborene und erworbene Blutgerinnungsstörungen:
Wichtigster Grund ist eine angeborene Blutgerinnungsstörung (zum Beispiel Bluter). Auch Störungen der Blutgerinnung, die durch Medikamente verursacht werden, können teilweise eine Durchführung der Therapie ausschließen. Zu diesen Medikamenten gehören die Cumarinderivate (zum Beispiel Marcumar) oder auch das Heparin. Die Therapie mit ASS, Aspirin und vergleichbaren Präparaten ist keine absolute Gegenanzeige. Der Therapeut und der Patient müssen sich jedoch auf eine verstärkte und verlängerte Nachblutung einstellen. In einer solchen Situation empfiehlt es sich, bei der ers-

ten Behandlung weniger Tiere zu verwenden. Dadurch kann man abschätzen, ob der Patient bei einer Folgebehandlung mehr Tiere verträgt oder nicht.

Vorhandene Immunsuppression:

Ein weiterer Grund, eine Behandlung nicht durchzuführen ist eine Immunsuppression. Der Begriff „Abwehrschwäche" trifft dies nicht ausreichend. Die Immunsuppression ist eine Abwehrschwäche bei bestimmten Erkrankungen (zum Beispiel HIV, Endstadium einer Krebserkrankung) oder durch Einnahme bestimmter Medikamente, die zu einer erhöhten Infektionsanfälligkeit führt. Der Grund für diese Einschränkung liegt in dem erhöhten Infektionsrisiko dieser Menschen.

Bei einer Blutegelbehandlung an immunsupprimierten Patienten kann es durchaus zu einer Infektion kommen. Auf das Thema Infektion durch Blutegelbehandlung werden wir noch näher eingehen. Darunter fällt auch das Verbot, Blutegel auf schlecht durchblutete oder krankhaft veränderte Haut aufzusetzen. Zum einen ist das Infektionsrisiko erhöht und zum anderen können dadurch schlecht heilende Wunden bis zu offenen Stellen entstehen.

Ausgeprägte Blutarmut:

Eine weitere Gegenanzeige ist eine ausgeprägte Blutarmut (Anämie). Es ist klar, dass bei diesen Patienten ein weiterer Blutverlust fatale Folgen haben kann. Leichtere Ausprägungsformen sind keine absolute Gegenanzeige.

Bekannte Allergie gegen das Sekret der Blutegel:

Eine Allergie gegen das Sekret des Blutegels ist selbstverständlich eine Gegenanzeige. Allerdings muss dabei eine echte Allergie von der pseudoallergischen Reaktion, die sehr häufig nach Blutegelbehandlungen auftritt, unterschieden werden (siehe auch Kapitel „Die

Nebenwirkungen der Blutegeltherapie"). Um mit einer echten Allergie zu reagieren, muss der Patienten schon einmal mit dem Blutegelsekret in Kontakt gekommen sein. Das kann unbewusst oder bewusst geschehen sein.

Therapie mit quecksilberhaltigen Präparaten:

Bei gleichzeitiger Therapie mit quecksilberhaltiger Präparaten (zum Beispiel Mercuchrom) wird die Toxizität des Quecksilbers erhöht. Dies ist heutzutage kein Problem mehr, da diese Präparate nicht mehr eingesetzt werden. Amalgamfüllungen der Zähne sind davon nicht betroffen und stellen deshalb auch keine Gegenanzeige dar.

Relative Gegenanzeigen

Therapie mit ASS (Acetylsalicylsäure)
Leichte Blutarmut
Abwehrschwäche
Neigung zur verstärkten Narbenbildung
Schwangerschaft und Stillzeit
Schlechter Allgemeinzustand.

Die Neigung zur verstärkten Narbenbildung ist ein Grund, die Blutegel nur einzusetzen, wenn es dafür bei einem Patienten einen triftigen Grund gibt.
Bei Schwangeren muss von Fall zu Fall entschieden werden, ob man Blutegel einsetzen kann. Eine Blutegeltherapie sol te nur in dringenden Situationen durchgeführt werden.

Die Nebenwirkungen einer Blutegeltherapie

Unter Nebenwirkungen versteht man unerwünschte Reaktionen des Körpers auf eine Therapie. Man unterscheidet zwischen leichten und schweren Nebenwirkungen. Leichte Nebenwirkungen beinträchtigen das Wohlbefinden. Sie heilen ohne Folgen aus. Schwere

Nebenwirkungen können bis zu lebensgefährdenden Zuständen gehen. Nach Abklingen der unmittelbaren Nebenwirkung können Beschwerden bestehen bleiben. Ferner kann man in häufig und selten auftretenden Nebenwirkungen unterteilen.

Häufige Nebenwirkungen

Zu den häufigen Nebenwirkungen zählen die Lokalreaktion, die Kreislaufreaktion, das Auftreten von Blutergüssen und Narbenbildungen. Sie sind leicht behandelbar. Mit diesen Reaktionen muss prinzipiell bei jeder Blutegelbehandlung gerechnet werden.

Lokale Reaktion:

Nach fast jeder Behandlung mit Blutegeln tritt um die Bissstellen eine lokale Reaktion auf. Nach 2-48 Stunden erscheint eine Rötung um die Bissstellen, die mit Schwellung und Juckreiz einhergeht. Diese Reaktion ist mit einem Mückenstich vergleichbar. Sie scheint durch eine Substanz im Sekret des Blutegels verursacht zu werden, die unserem körpereigenen Histamin ähnelt. Histamin verursacht bei uns allergische Reaktionen. Dazu gehört unter anderem eine Gefäßerweiterung.

Bei Patienten, die übermäßig auf Histamin reagieren, treten pseudoallergische Reaktionen auf.

Da die durch den Blutegel hervorgerufenen Reaktionen infolge der Ähnlichkeit der Substanzen einer allergischen Reaktion gleichen, aber keine echte Allergie auf den Blutegel darstellen, wird diese Reaktion als pseudoallergisch bezeichnet.

Diese auf die direkte Umgebung der Bissstellen begrenzte Wirkung ist je nach individueller Situation verschieden stark ausgeprägt. Der Juckreiz kann äußerst quälend sein und dazu führen, dass sich die Patienten kratzen. Es entsteht die Gefahr einer Wundinfektion. Bereits im Aufklärungsgespräch sollte der Patient über das mögliche Auftreten von Juckreiz informiert werden. Juckreizstillende Maßnahmen wie kalte Umschläge, eventuell mit Quark, essigsaurer

Tonerde oder Ähnlichem, können hier Linderung schaffen. Auch Salben gegen Mückenstiche oder allergische Hautreaktionen verringern den Juckreiz.
Bei Patienten mit bekannter starker Lokalreaktion nach Blutegelbehandlung empfehlen wir die Einnahme eines Antihistaminikums bereits vor der Behandlung. Diese Medikamente hemmen die oben erwähnten Reaktionen, so dass lokale Erscheinungen nach der Behandlung ausbleiben.
In den mehr als 35 Jahren, in denen wir mit Blutegeln therapieren, traten bei ungefähr 20 unserer Patienten so starke Lokalreaktionen auf, dass keine weitere Blutegelbehandlung mehr durchgeführt werden kann.
Ebenso kann es sein, dass nach einigen Blutegelbehandlungen keine verstärkte Lokalreaktion mehr auftritt. Die Reaktionen bewegen sich dann im normalen Bereich.

Kreislaufreaktionen:

Relativ häufig sind bei den Patienten nach einer Blutegelbehandlung Kreislaufreaktionen zu beobachten. Diese Kreislaufschwäche steht nicht im direkten Zusammenhang mit dem Blutverlust. Dieser ist, wie im Kapitel „Die Nebenwirkungen einer Blutegeltherapie" aufgeführt, nicht sehr groß. Das Blutegelsekret hingegen scheint diese Reaktion selbst auszulösen. Auf jeden Fall ist es für den Patienten sinnvoll, sich für den Tag der Behandlung nicht viel vorzunehmen, sondern es „ruhig angehen" zu lassen. Durch Zufuhr von vermehrter Flüssigkeit nach einer Blutegelbehandlung kann eine Kreislaufreaktion verhindert oder vermindert werden.
Bei einer Behandlung mit zehn Blutegeln beträgt der Blutverlust ungefähr 200-400 Milliliter.
Bei manchen Patienten tritt als Reaktion nach der Blutegelbehandlung ein „Aktivitätsdrang" auf. Mit medikamentösen, den Kreislauf unterstützenden Maßnahmen können sie diesem Drang nachgeben. Auf jeden Fall sollte nach der Blutegelbehandlung viel getrunken

werden. Es ist sinnvoll, bereits im Aufklärungsgespräch darauf hin zu weisen.

Blutergüsse:
Einblutungen während der Nachblutungsphase. Ihre Bildung ist begünstigt, wenn – wie empfohlen – keine Blutstillung durchgeführt, sondern nur ein loser Verband angelegt wird. Innerhalb weniger Tage lösen sich die Blutergüsse völlig auf. Immer wieder treten Blutergüsse rings um die Bissstellen auf. Sie entstehen durch oberflächliche Einblutungen.

Narben:
Meist verheilen die Bissstellen nach einer Blutegelbehandlung rasch. Nach wenigen Wochen sind sie nicht mehr sichtbar. Nur manchmal – bei Verwendung größerer Tiere, bei älteren Menschen oder Menschen mit Neigung zur verstärkten Narbenbildung (Keloid) – können Vernarbungen auftreten. Diese sind in aller Regel sehr klein und imponieren als kleine, punktförmige Hautaufhellungen in Form von Dreiangeln.

Seltene Nebenwirkungen

Zu den seltenen Nebenwirkungen gehören die verstärkte oder verlängerte Nachblutung, Allergien, Wundheilungsstörungen und Wundinfektionen. Todesfälle als Folge einer Blutegelbehandlung sind uns nur aus der älteren Literatur bekannt. Sie traten vor allem bei unerfahrenen Therapeuten oder Selbstbehandlungen durch Laien auf. Aus diesem Grund empfehlen wir, eine Blutegelbehandlung nur durch einen im Umgang mit Blutegeln erfahrenen, geschulten Therapeuten durchführen zu lassen. Selbstbehandlungen sollten auf jeden Fall vermieden werden.

Verstärkte oder verlängerte Nachblutung:
Bei Patienten, die leicht blutverdünnende Medikamente einnehmen (zum Beispiel Aspirin), nimmt man die verstärkte oder verlängerte Nachblutung in Kauf. Bei der Behandlung von Krampfadern oder Blutergüssen, wo die Blutegel direkt auf die Venen bzw. die Blutergüsse gesetzt werden, ist eine verstärkte Nachblutung zu erwarten. Bei Bestimmten Grunderkrankungen wie Leber- und Nierenkrankheiten ist die Blutgerinnung bereits ohne Blutegelbehandlung eingeschränkt. In diesen Fällen tritt ebenfalls eine verstärkte oder verlängerte Nachblutung auf.
Durch Anlegen eines Druckverbandes lässt sich die verstärkte oder verlängerte Blutung im Allgemeinen komplikationslos stillen.

Allergien:
Echte allergische Reaktionen nach Blutegelbehandlungen sind extrem selten. Sie müssen im Einzelfall gegen die oben aufgeführten pseudoallergischen Reaktionen abgegrenzt werden. Falls bei einem Patienten tatsächlich eine echte Allergie auftritt, beschränken sich die Reaktionen in den meisten Fällen auf starke lokale Erscheinungen. Diese sind gut mit den Mitteln, die bei den pseudoallergischen Reaktionen eingesetzt werden, zu behandeln. Systemische allergische Reaktionen, das heißt Auswirkungen, die über die lokalen Reaktionen hinausgehen, wie zum Beispiel Fieber, Gefühl des Krankseins, bis hin zum anaphylaktischen Schock, sind möglich, treten allerdings nur sehr selten auf.
In unserer Praxis sind bei den bisher durchgeführten etwa 10.000 Blutegelbehandlungen in den letzten 35 Jahren nur 4 Fälle mit einer echten Allergie gegen das Blutegelsekret aufgetreten. Nur ein Fall ist uns über eine Therapeutin bekannt, deren Patient einen anaphylaktischen Schock erlitt. In diesem Fall wurde die Blutegelbehandlung begleitend mit dem zuständigen Arzt des Patienten vorgenommen. Die Therapie wurde über einen längeren Zeitraum 14 tägig über mehrere Wochen durchgeführt, um die Narbenbeschwerden nach

einer großflächigen Verbrennung zu reduzieren. Der Arzt riet unserer Therapeutin, mit der Behandlung fortzufahren, wir empfahlen den Abbruch, um den Patienten nicht zu gefährden.
Bei den ca. 20 Fällen mit extrem starker Lokalreaktion stellt sich die Frage, ob das nicht schon echte Allergien sind.

Wundheilungsstörungen:
Diese Störungen treten in der Regel nur auf, wenn die Blutegel auf krankhaft veränderte oder minderdurchblutete Hautareale gesetzt werden. Bei Beachtung der Gegenanzeigen und der Maßnahmen zur Vermeidung von Wundinfektionen kommen diese äußerst selten vor.

Verhaltensregeln

Folgende Verhaltensregeln sind unbedingt einzuhalten.
Beachtung aller Gegenanzeigen. Bei immungeschwächten Patienten dürfen keine Blutegel angewendet werden.
Blutegel vor dem Ansetzen in abgekochtes, bereits abgekühltes Wasser geben. Die Gefahr einer Infektion durch Erreger auf der Haut oder im Schleim auf der Haut des Egels wird dadurch verringert.
Blutegel dürfen nur auf Gewebe mit einer guten Durchblutung aufgesetzt werden. Minderdurchblutete oder krankhaft veränderte Hautareale gelten als Gegenanzeigen.
Blutegel dürfen nur einmal angewandt werden. Da der Blutegel in Deutschland als ein gesetzlich vorgeschriebenes „Einwegarzneimittel" gilt, ist ein mehrmaliger Gebrauch verboten. Dadurch können auch in den Darm aufgenommene Erreger nicht übertragen werden. Auf keinen Fall darf man die Tiere nach einer „Mahlzeit" künstlich erbrechen lassen, um sie nach einigen Tagen noch einmal zu verwenden.
Das Quetschen der Egel oder ein gewaltsames Abreißen der Tiere während des Saugens ist zu vermeiden. Ein Erbrechen des Egels

durch solche Gewaltanwendungen, das eine mögliche Infektionsquelle darstellt, wird dadurch verhindert. Allein durch das Einspritzen des Sekrets werden nach heutigem Kenntnisstand keine Erreger übertragen.

Die Nachblutung sollte nicht gestoppt werden, da sie einen Mechanismus der Wundreinigung darstellt.

Völlig ausgeschlossen werden kann die Übertragung von Krankheitserregern durch die Anwendung von Blutegeln nicht. Informationen über solche Ereignisse beim Menschen liegen uns zurzeit jedoch nicht vor.

Eine weitere Möglichkeit der Infektion besteht nicht während der Behandlung, sondern danach. Dies geschieht durch Eindringen von Erregern in die entstandenen Wunden. Der Mechanismus ist der gleiche wie bei allen Wunden. Mögliche Ursachen sind beispielsweise das Reiben von Kleidungsstücken wie Schuhe oder Kragen, oder das Kratzen an der Wunde. Deshalb sollte der Juckreiz nach der Blutegelbehandlung auf jeden Fall gelindert werden.

Wundinfektionen

Die Frage nach dem Risiko einer Infektion bei einer Blutegelbehandlung wird uns regelmäßig von Therapeuten, Patienten oder interessierten Menschen gestellt. Leicht und kurz ist diese Frage nicht zu beantworten.

In der uns bekannten Literatur existieren ein paar Veröffentlichungen über aufgetretene Infektionen nach Blutegelbehandlungen. In all diesen Fällen war der Infektionserreger ein bestimmtes Bakterium, Aeromonas hydrophila. Dieses Bakterium gehört zu den Darmbakterien des Blutegels und produziert Enzyme, die der Egel für seine Verdauung benötigt. Aeromonas hydrophila findet man auch in den Saugnäpfen und im Schleim auf der Haut der Egel. Im Sekret des Egels, das in den Körper des Opfers abgegeben wird, sind diese Erreger nicht zu finden. Außerdem kommt es in Wasser und Erde vor. Das bedeutet, nicht nur durch den Blutegel selbst, sondern auch durch Kontakt mit Wasser oder Erde können diese Erreger in die Wunde gelangen und eine Infektion auslösen. Durch die Besiedelung des Blutegels mit diesen Bakterien stellt der Egel selbst eine Infektionsquelle dar.

Bei den meisten der veröffentlichten Fälle handelte es sich um lokale Wundinfektionen. Diese konnten mit Antibiotika erfolgreich behandelt werden. Zu schweren, den gesamten Körper betreffenden Infektionen kam es nur bei Patienten mit einem stark geschwächten Immunsystem. Aus diesem Grund dürfen bei solchen Patienten keine Blutegelbehandlungen durchgeführt werden (siehe Kapitel „Die Gegenanzeigen einer Blutegeltherapie"). Selbst bei diesen schwer verlaufenden Infektionen endete keine tödlich. Über Infektionen durch andere Darmbakterien des Blutegels oder durch Erreger, die der Blutegel während einer früheren „Mahlzeit" zu sich genommen hat, wurde nach unserem heutigen Kenntnisstand nicht berichtet. Aufgrund von Laboruntersuchungen konnte nachgewiesen werden, dass eine Übertragung von Krankheitserregern, die mit einer „Mahlzeit" der Blutegel aufgenommen wurden, innerhalb von einigen Tagen möglich war. Wurde nach dieser Zeit eine Behandlung mit den infizierten Blutegeln durchgeführt, fand keine Übertragung der Krankheitserreger mehr statt.

Wundinfektionen nach Blutegelbehandlungen können durch den Blutegel selbst oder durch nachträgliche Verunreinigungen der Wunde verursacht werden.

In der Praxis ist eine Behandlung mit einem Blutegel, der erst vor einigen Tagen gefressen hat, nicht möglich. Dieser Egel beißt nämlich nicht. Es sei denn, man lässt die Tiere nach einer „Mahlzeit" künstlich erbrechen und verwendet sie mehrmals. Diese Vorgehensweise ist heute nicht mehr erlaubt.

Um das Risiko für Infektionen während einer Blutegelbehandlung zu verringern, wurde ein Maßnahmenkatalog erstellt. Werden diese Regeln eingehalten, kann das Infektionsrisiko fast vollständig beseitigt werden.

Durch hygienische Bedingungen während der Behandlung, sauberes Abdecken der Wunden, ungebremste Nachblutung und geeignete Verhaltensmaßregeln für den Patienten nach der Behandlung lassen sich diese Infektionen vermeiden. Unter Umständen treten dann nur leichte Reizungen der Wunde auf, die in ihrem Erscheinungsbild der lokalen Reaktion ähneln. Sie können voneinander nicht unterschieden werden. Das zeitliche Auftreten beider Reaktionen ist allerdings verschieden. Die lokale Reaktion tritt relativ bald nach der Behandlung, die Reizung oder Infektion erst einige Tage später auf.

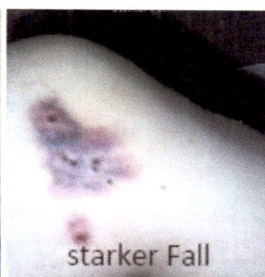

Die Durchführung einer Blutegeltherapie

Wie schon an früherer Stelle erwähnt, möchten wir nochmals darauf hinweisen, dass die Blutegeltherapie kein Verfahren ist, das sich zur Selbstanwendung im eigenen Heim eignet. Die Behandlung sollte unbedingt von einem Therapeuten durchgeführt werden, der Erfahrung mit Blutegeln hat. Wichtig ist, vor der Behandlung die Gegenanzeigen abzuklären.

Sollte eine der aufgeführten Nebenwirkungen auftreten, ist ein gut geschulter oder erfahrener Therapeut unbedingt nötig, um die Situation richtig einzuschätzen und mit einer sinnvollen Nachbehandlung zu beginnen. Laien oder unerfahrene, ungeschulte Therapeuten reagieren oft beim Auftreten einer lokalen Überreaktion mit Panik. Dann werden Behandlungen begonnen, die nicht nötig bzw. unsinnig sind. Dadurch gerät die Blutegeltherapie in Verruf, ohne dass es dafür einen wirklichen Grund gibt. Zur Vermeidung von Wundinfektionen ist es wichtig, sachgerecht mit den Tieren umzugehen. Eine Quetschung der Egel muss auf jeden Fall vermieden werden.

Nun zu Ablauf der Blutegelbehandlung selbst. Diese gliedert sich in verschiedene Schritte. Wir wollen auf jeden dieser Schritte einzeln und ausführlich eingehen.

Die Vorbereitung des Patienten

Eine gute Patientenvorbereitung ist das A und O der Blutegelbehandlung sonst geht er unter Umständen nach der Behandlung mit einer schlechten Erfahrung nach Hause.

Aufklärung des Patienten:

Zunächst ist eine ausführliche Aufklärung über die Blutegeltherapie nötig. Die Schilderung des Ablaufs, Information über mögliche Nebenwirkungen, das Abfragen und Abwägen von Gegenanzeigen und die genaue Darstellung der Verhaltensmaßnahmen nach der Behandlung sind Bestandteil dieser Aufklärung. Dazu gehören unter anderem das mögliche Auftreten von Juckreiz und die entsprechenden Verhaltensmaßnahmen, der Hinweis, nach der Blutegelbehandlung viel zu trinken und zu ruhen sowie die Aufforderung, sich beim Auftreten von auffälligen Reaktionen sofort zu melden. Die Aufklärung sollte man sich vom Patienten per Unterschrift bestätigen lassen. Wichtig bei der Aufklärung ist, den Patienten die Angst und den Ekel vor der Egelbehandlung zu nehmen. Manche Patienten wollen die Tiere vorher sehen; anderen dagegen muss man versprechen, dass sie die Tiere während der Behandlung nicht sehen müssen. Je nach Patient sollte der Therapeut auf die verschiedenen Wünsche und Vorstellungen eingehen.

Geeignete Kleidung:

Ein weiterer Punkt ist die richtige Kleidung, die der Patient bei der Blutegelbehandlung trägt. Sie sollte auf jeden Fall locker und bequem sein. Bei Behandlungen an den Beinen beispielsweise sollten die Hosenbeine weit genug sein, dass sie über den Wundverband passen. Für einen Verband auf dem Rücken ist ebenfalls nicht jede Kleidung geeignet.

Duftstoffe:

Ebenso wichtig ist, dass der Patient mindestens zwei Tage vor der Blutegelbehandlung keine Salben oder Duftstoffe mehr auf das mit Blutegeln zu behandelnde Hautareal aufbringt. Blutegel mögen solche Düfte nicht. In den meisten Fällen beißen sie dann schlecht oder gar nicht. Das betrifft fast alle kosmetischen Artikel wie Duschgels, Öle, Lotionen, Parfüme, Deos und medizinische Salben, Tinkturen und Pasten. Das Hautareal muss sehr großflächig bemessen werden. Bei der Behandlung eines Blutergusses am Knie sollte das gesamte Bein duftstofffrei sein.

Hat der Patient das vergessen, muss die Haut vor Beginn der Behandlung gereinigt werden. Dies geschieht am besten mit Wasser, eventuell mit reiner Kernseife oder einem alkoholischen Desinfektionsmittel. Die Kernseife oder das Desinfektionsmittel selbst muss dann ebenfalls gut abgewaschen werden. Das Wasser zur Reinigung sollte gut warm sein, um die Hautdurchblutung an der Ansatzstelle zu verbessern.

Hautdurchblutung:
Eine gute Hautdurchblutung ist ebenfalls ein wichtiger Punkt.
Damit die Tiere ohne Verzögerung beißen, muss die Haut des Patienten gut durchblutet sein. Dies ist gleichbedeutend mit einer warmen Haut. Ist die Haut des Patienten zu kühl oder sogar kalt, beißen die Tiere nur schlecht, zögernd oder überhaupt nicht. Es ist sinnvoll, vor Beginn der Behandlung die Hauttemperatur der Ansatzstelle zu prüfen. Eventuell muss die Haut mit einem feuchtheißen Tuch oder einer Wärmflasche erwärmt werden. Manchmal genügt ein kräftiges Reiben der Haut.

Abdecken der Umgebung:
Wichtig ist, die Umgebung der Bissstellen gut mit Verbandmaterial abzudecken. Die Blutegel sondern während des Saugens Flüssigkeit aus dem Körper ab (siehe Kapitel „Die Nahrungsaufnahme der Blutegel"). Diese Flüssigkeit sollte mit geeigneten Materialien aufgefangen werden, da sonst die Kleidung des Patienten in Mitleidenschaft gezogen werden kann. Das Fließen der Flüssigkeit erweckt zudem bei manchen Patienten das Gefühl, es hätte sich ein Blutegel abgelöst und würde umherwandern. Diese Befürchtungen sollten rasch zerstreut werden. Am sinnvollsten ist es, den Patienten schon vor der Behandlung auf dieses Phänomen hinzuweisen.
Die Blutegel fallen nicht alle gleichzeitig ab. Während noch einige Blutegel saugen, sind andere schon satt und haben losgelassen. Aus

den nun offenen Wunden läuft das Blut heraus. Solange noch Blutegel sitzen, kann kein Verband angelegt werden. Das austretende Blut sollte deshalb in ein gut saugendes Verbandmaterial ablaufen.

Die Vorbereitung der Blutegel

Ungefähr ein bis zwei Stunden vor der Behandlung sind die Blutegel in abgekochtes, kühles Wasser zu geben. Dadurch wird eine Reduktion der Keimzahlen auf den Saugnäpfen und der Haut der Blutegel erreicht. An kälteren Tagen kann das Wasser etwas wärmer sein, jedoch nicht über 20 Grad. Die Tiere sind dann etwas agiler und beißen besser.
Die Anzahl der pro Behandlung anzusetzenden Blutegel richtet sich nach verschiedenen Faktoren. Es spielen die Größe, das Alter, das Gewicht des Patienten, die Art und Schwere der Erkrankung, das Vorhandensein von Grunderkrankungen, chronischen Krankheitsverläufen und Medikamenteneinnahmen eine Rolle. Auch die Größe der Blutegel und die Stelle, an der die Tiere aufgesetzt werden sollen, sind wichtig. Weiterhin muss man die geplante Anzahl von Blutegelbehandlungen und deren Zeitabstände mit einkalkulieren.
Bei bereits länger bestehenden Krankheiten werden prinzipiell weniger Tiere pro Behandlung angesetzt. Die Behandlungsabstände sind kürzer. Bei akuten Erkrankungen ist die Zahl der Tiere dagegen höher, die Zeiträume zwischen den Behandlungen sind jedoch größer.
Alle diese Ausführungen sind nur Richtlinien. Für jeden Patienten muss letztendlich die genaue Anzahl der Blutegel und der Abstand bis zur nächsten Behandlung vom Therapeuten individuell festgelegt werden.

Als Regel gilt:

Bei einem normalgewichtigen, sonst gesunden, 40-60 jährigen Patienten mit einem Körpergewicht von 70-80 kg, der keine Medikamente einnimmt, können für eine einmalige Behandlung zehn Blutegel genommen werden.

Das Ansetzen der Blutegel

Mittels eines Schröpf- oder Likörglases können die Blutegel auf die Haut gesetzt werden. Selbstverständlich ist ein Aufsetzen mit den eigenen Händen ebenfalls möglich. Dies jedoch vermeiden die meisten Therapeuten. Zum Dirigieren der Tiere an die richtige Ansatzstelle bietet sich ein Holzspatel an. Wir lehnen das Aufsetzen der Blutegel mit einer Pinzette ab, damit der Blutegel nicht gequetscht oder verletzt wird.

Beim Ansetzen darf der Therapeut auf gar keinen Fall in Eile sein oder unter Stress stehen. Hektik und Zeitnot des Therapeuten übertragen sich auf die Blutegel. Man kann sicher sein, dass die Tiere dann nicht oder ungenügend beißen.

Sie sind das größte Hindernis für eine erfolgreich durchgeführte Blutegelbehandlung. Es gibt ungünstige Einflüsse, unter denen die Blutegel schlechter beißen als sonst. Wir vermuten, dass bei Rauchern die durch das Nikotin verursachte Verringerung der Hautdurchblutung dafür verantwortlich ist. Dies ist übrigens auch eine Erklärung dafür, dass die Tiere an Patienten, die zuvor etwas Alkohol getrunken haben, besser beißen. Alkohol verbessert – wie allgemein bekannt – die Hautdurchblutung.

Eine ungünstige Witterung, wie schwüle, gewittrige Luft, grelles Lampenlicht oder bestimmte Medikamente halten die Blutegel ebenfalls vom Beißen ab. Wir konnten dies zum Beispiel bei Insulin und Beta-Blockern beobachten.

Sollten die Blutegel trotz guter Patientenvorbereitung nicht beißen, kann man etwas Butter auf die Ansatzstelle reiben. Meist beißen die Tiere dann.

Das Anritzen der Haut ist unserer Erfahrung nach nur in wenigen Fällen erfolgreich. Diese Möglichkeiten ersetzen jedoch auf gar keinen Fall eine gründliche Vorbereitung des Patienten und eine gute Hautdurchblutung.

Ansatzort sollte möglichst die Beschwerde- oder Schmerzstelle sein. Prinzipiell können Blutegel an jeder Stelle des Körpers angesetzt werden. Nicht aufgesetzt werden dürfen die Blutegel auf schlecht durchblutete oder krankhaft veränderte Haut (siehe Kapitel „Die Nebenwirkungen der Blutegeltherapie"). Empfindliche Hautstellen wie Handflächen, Fußsohlen, Brustwarzen und überempfindliche Hautbezirke sind zu vermeiden. Setzt man die Blutegel auf große, oberflächliche Venen, zum Beispiel bei einer Krampfaderbehandlung auf die Krampfaderknoten, kommt es zu einer starken Nachblutung. Nur erfahrene Therapeuten sollten dies nach einer guten Aufklärung des Patienten machen.

Eine Alternative zum Ansetzen an die Beschwerdestelle ist eine Therapie an der Wirbelsäule. Da die den Körper versorgenden Nerven aus dem Rückenmark der Wirbelsäule oder Nervenbündeln direkt neben der Wirbelsäule stammen, können Organfunktionen über eine Beeinflussung dieser Nerven verändert werden. Dazu müssen die Blutegel in dem Bereich der Wirbelsäule aufgesetzt werden, von der die zu behandelnde Körperregion versorgt wird. Dies setzt genaue Kenntnisse der anatomischen Verläufe der Nerven und der von ihnen versorgten Organe und Körperteile voraus. Oft beobachtete man beim Ansetzen der Tiere, dass sich die Blutegel alle auf einen Haufen setzen. Durch den Biss des ersten Blutegels wird die Durchblutung um die Bissstelle herum stark erhöht. Da sich die Blutegel gerne auf gut durchblutete Haut setzen, beißt der nächste Blutegel in unmittelbarer Nähe.

Auf die genauen Ansatzstellen werden wir bei der Darstellung der einzelnen Krankheiten eingehen.

Die eigentliche Blutegelbehandlung:

Wenn die Blutegel gebissen haben, darf der Saugakt, der zwischen 20 Minuten bis zu 2 Stunden dauert, nicht unterbrochen werden.
Sind die Egel vollgesaugt und satt, fallen sie von allein ab.
Die Blutegel dürfen vom Patienten nicht mit nach Hause genommen werden.
Für die Dauer der Behandlung bleibt der Patient in der Praxis. Nach der Behandlung wird der Verband so angelegt, dass der Patient nach Hause gehen kann.
Manchmal sind die Tiere nach dem Saugen zu träge, um loszulassen. Sie bleiben einfach hängen. In diesen Fällen genügt es, das Vakuum unter den Saugnapf zu lösen. Dies erreicht man, indem man den Fingernagel oder einen Spalte unter den vorderen Saugnapf des Egels schiebt oder den Egel vorsichtig anstößt. Mit etwas Erfahrung kann man mit einem weichen, trockenen Papiertuch den Egel am Kopf antupfen und abstreifen. Dies darf nur ganz zart geschehen, damit er nicht gequetscht wird.
Das Quetschen oder Unterbrechen des Saugaktes beinhaltet immer die Gefahr des Erbrechens der Egel und somit einer möglichen Wundinfektion (siehe Kapitel „Die Nebenwirkungen der Blutegeltherapie"). Das Quetschen der Blutegel muss unter allen Umständen vermieden werden!
Deshalb lehnen wir auch das Aufbringen von Salzlösungen, Salz oder ähnliche Substanzen wie Tabak, Essig oder Zitronensaft zum Ablösen der Blutegel ab.

Die Nachsorge des Patienten

Der Patient wird mit einem losen Verband versorgt. Dabei ist Verschiedenes zu beachten:
- Der Verband muss sehr dick sein, sonst blutet er innerhalb kürzester Zeit durch und verunreinigt die Kleidung, einmal abgesehen von dem Aufwand, ständig den Verband wechseln zu müssen.
- Der Verband sollte nicht zu fest anliegen. Die Nachblutung darf nicht unterbrochen werden. Dies ist wichtig zur Reinigung der Wunde und ein Bestandteil der Therapie. Die Wirkung der Behandlung wird durch den entstauenden Effekt der Nachblutung noch erhöht. Die Dauer der Nachblutung beträgt im Schnitt 4-24 Stunden.
- Für einen regelmäßigen Verbandwechsel sollte dem Patienten genügend Verbandmaterial mitgegeben werden. Kann sich der Patient den Verband nicht selber wechseln oder wechseln lassen, muss er noch 1- bis 2-mal am Tag zum Verbandwechsel in die Praxis kommen. Als Verbandmaterial nehmen wir Windeleinlagen, Babywindeln und Krankenunterlagen.
- Falls der Patient nach der Behandlung eine Kreislaufschwäche erleidet, muss sein Therapeut unbedingt erreichbar sein und unter Umständen einen Hausbesuch beim Patienten machen. Dies sollte der Therapeut beachten und seine Zeit entsprechend freihalten bzw. planen. Ein Druckverband sollte nur bei einer verlängerten oder verstärkten Nachblutung angelegt werden. Je nach Ansatzstelle kann dies auch etwas schwieriger sein.
- Um eine Kreislaufschwäche nach der Blutung zu verhindern, bekommen die Patienten von uns nach der Blutegelbehandlung eine homöopathische, den Kreislauf unterstützende Spritze. Als Alternative gibt es ein Kreislaufmittel, das die Patienten am Tag der Behandlung bis zum Schlafengehen jeweils stündlich einnehmen.

- Wegen der möglichen Folgereaktion auf die Blutegelbehandlung ist es sinnvoll, die Therapie bei einem erfahrenden und gut ausgebildeten Therapeuten durchführen zu lassen. Im Notfall ist dieser für den Patienten immer erreichbar. Bereits im Vorfeld kann er Maßnahmen ergreifen, um Komplikationen zu vermeiden.
- Der Patient selbst sollte für den Tag der Behandlung Ruhe einplanen und körperliche Tätigkeiten vermeiden. Er soll viel trinken. Dazu können neben Wasser oder Säften auch koffeinhaltige Limonaden oder Kaffee gehören, um den Kreislauf zu unterstützen.

Die Patienten reagieren sehr verschieden auf eine Blutegelbehandlung. Die einen sind danach müde und schlapp, die andern dagegen werden sehr aktiv und fühlen sich, als könnten sie „Bäume ausreißen".
Empfehlenswert ist, wenn ein Patient das erste Mal Blutegel angesetzt bekommen hat, ihn am nächsten Tag einzubestellen, um die Wunden zu kontrollieren und ihm einen Schutzverband anzulegen.
Bei Patienten mit „Blutegelerfahrung" ist dies nicht nötig. Diese Patienten wissen, worauf sie achten müssen. Die Kontrolle der Wunde sollte bis zu ihrer völligen Ausheilung alle paar Tage erfolgen. So kann man Reizungen oder Wundinfektionen rechtzeitig erkennen und behandeln.
Es könnte der Fall eintreten, dass der Blutegel nicht abfällt und er gelöst werden muss. Dieses Lösen muss ganz vorsichtig gemacht werden, um eine Verletzung des Egels am Kiefer zu vermeiden. Ein erfahrener Therapeut kennt sich in diesen Fällen aus.

Was geschieht mit den Blutegeln nach der Behandlung?

Auf gar keinen Fall dürfen die Blutegel nach einer Behandlung noch einmal angesetzt werden. Blutegel stehen in Deutschland unter dem Arzneimittelgesetz. Dies bedeutet, dass die Blutegel nach der Behandlung getötet werden müssen.
Es ist auch nicht so, dass der Patient seine Blutegel mit nach Hause nehmen darf oder gar in seinen hauseigenen Teich aussetzen.
Die Blutegel dürfen auch nicht in der freien Natur ausgesetzt werden! Ein späterer Kontakt mit den bereits mit Menschenblut gesättigten Tieren muss unter allen Umständen verhindert werden. Bei der Tötung der Tiere haben wir sehr gute Erfahrungen mit Spiritus bzw. Desinfektionsmittel gemacht. Dies tötet die Tiere schnell und zuverlässig. Da die Blutegel kein Gehirn haben, können sie auch keinen Schmerz empfinden. Das bedeutet, die Tiere leiden nicht beim Abtöten.
Auf gar keinen Fall dürfen gebrauchte, noch lebende Blutegel über die Toilette entsorgt werden. Sie können in der Kanalisation überleben. In den ungeeignetsten Momenten und unangenehmsten Situationen können sie dann wieder auftauchen, zum Beispiel im Bad oder der Toilette des Nachbarn.
Das Töten der Blutegel ist mit Sicherheit der unangenehmste Teil der gesamten Blutegelbehandlung. Bis heute haben wir uns nicht daran gewöhnen können. Dies ist einer der Kritikpunkte an der Blutegeltherapie. Pro Jahr werden in Deutschland über 200 000 Blutegel medizinisch genutzt und danach getötet.
Nach Abwägung aller Möglichkeiten sind wir zu folgendem Schluss gekommen:
Wenn wir die vielen positiven Wirkungen der Blutegeltherapie für uns nutzen wollen, müssen wir die Tötung der Blutegel leider in Kauf nehmen.

Aus der Praxis

In diesem Kapitel werden Krankheiten besprochen, bei denen Blutegel mit Erfolg therapeutisch eingesetzt werden können. Nachdem der richtige Umgang mit den Blutegeln beschrieben wurde, soll die Frage, wann setze ich Blutegel ein, geklärt werden. Wir haben dieses Kapitel nach einzelnen Krankheitsgruppen unterteilt. Für die Blutegeltherapie gibt es ein breites Einsatzgebiet an Krankheiten. Wir werden nicht auf alle Krankheiten im Einzelnen eingehen – das würde den Umfang des Buches sprengen -, sondern nur kurz etwas über die Krankheiten schreiben. Das hauptsächliche Gewicht liegt auf den Falldarstellungen. Die Patienten stammen alle aus unserer Praxis und repräsentieren das Spektrum derer, die in unserer Praxis erscheinen. Die Falldarstellungen sind für uns sehr wichtig – sie stellen die Realität dar. Vielleicht erkennt sich so mancher in einem der Fälle wieder – oder einen seiner Bekannten und Freunde.

Die Behandlung mit Blutegeln wird häufig begleitend zu anderen Therapien eingesetzt. Oft sind sie die Basis dafür, dass eine andere Behandlung überhaupt wirken kann. Bei Rückenbeschwerden zum Beispiel werden muskuläre Verspannungen gelöst und die Durchblutung erhöht. Dadurch kann eine Chiro- oder Neuraltherapie wesentlich besser wirken. Oder die Blutegel verstärken den Effekt einer Therapie, die zuvor bzw. gleichzeitig durchgeführt wird. Aus diesem

Grund haben wir in den Fallberichten die parallel laufenden Behandlungen mit in die Darstellung aufgenommen. Auf diese Art und Weise wird der therapeutische Zusammenhang, in dem die Blutegelbehandlung steht, wirklichkeitsgetreu gezeigt.

Meistens leiden die Patienten in unserer Praxis nicht nur an einer Krankheit. Vielmals verstärkt eine Krankheit die Beschwerden der anderen. Dadurch ist es notwendig, mehrere Blutegelbehandlungen an verschiedenen Körperstellen durchzuführen. Diese Fälle haben wir in jene Krankheitsgruppen eingereiht, bei denen die meisten Beschwerden auftraten.

Für den größten Teil in diesem Buch dargestellten Krankheiten liegen keine wissenschaftlichen Erkenntnisse zur Wirkungsweise der Blutegeltherapie vor. Auf einzelne Wirkhypothesen werden wir bei den verschiedenen Krankheiten eingehen. Diese Wirkungsmodelle beruhen auf den Beobachtungen bei Blutegelbehandlungen. Ganz selten existiert eine genaue Erklärung der Vorgänge bei einer Blutegelbehandlung. Diese sind bei den entsprechenden Krankheiten beschrieben.

Bei den meisten Krankheiten liegen ausschließlich Erfahrungsberichte von Blutegeltherapeuten vor. Auch heute ist es leider noch so, dass jeder Therapeut seine eigenen Erfahrungen machen muss, wann und wie er die Blutegel einsetzt. Wir wünschen deshalb jedem Therapeuten den Mut, die Blutegel auch einmal bei ungewöhnlicheren Erkrankungen anzuwenden.

Ansetzen kann man die Blutegel direkt am Ort der Erkrankung oder an der Wirbelsäule, da die Nervenversorgung für den gesamten Körper aus der Wirbelsäule stammt. Über eine Stimulierung der Nerven durch die Blutegelbehandlung kann man oftmals an entfernt liegenden Bereichen Wirkungen erzielen. Aus diesem Grund sind in vielen der beschriebenen Fälle die Behandlungen an der Wirbelsäule erfolgt, obwohl die Erkrankung selbst nichts mit der Wirbelsäule zu tun hatte.

Erkrankungen des Bewegungsapparates

Diese Erkrankungen haben wir ganz an den Anfang gestellt, da sie den größten Anteil der Fälle in unserer Praxis ausmachen. Dies liegt sicher mit an der fachlichen Ausrichtung unserer Praxis (Chirotherapie). Erkrankungen am Bewegungsapparat sind aber generell die am häufigsten auftretenden Krankheiten überhaupt.
Im Einzelnen werden wir auf die Verschleißerkrankungen der Gelenke, Wirbelsäulenbeschwerden und den gesamten Körper betreffende Krankheiten eingehen, wie beispielsweise Gelenkrheuma. Von den Wirbelsäulenbeschwerden gesondert sind die Bandscheibenvorfälle dargestellt. Sie nehmen bei den Wirbelsäulenbeschwerden eine Sonderstellung ein.
Prinzipiell kann eine Behandlung mit Blutegeln bei jeder Erkrankung am Bewegungsapparat versucht werden. Dank der verbesserten Durchblutung nach der Behandlung erreicht man oft eine Schmerzlinderung und eine raschere Heilung.

Wirbelsäulenbeschwerden

Ungefähr 80 Prozent der Bevölkerung leiden einmal in ihrem Leben an Rückenschmerzen. In den meisten Fällen sind die Ursachen harmlos, jedoch oft sehr schmerzhaft. Bei den Patienten, die in unsere Praxis kommen, treten am häufigsten Blockierungen an den Wirbelbogengelenken und akute und chronische Muskelverspannungen auf. Diese Probleme lassen sich mit chirotherapeutischen Maßnahmen gut beeinflussen.
Blockierungen sind Funktionsstörungen in einem Gelenk. Dabei ist der Bewegungsumfang des Gelenkes eingeschränkt. Durch geeignete Handgrifftechniken können diese Blockierungen gelöst werden. Es bleiben keine Störungen in der Gelenkmechanik oder-struktur zurück. Wenn solche Blockierungen an der Lendenwirbelsäule akut auftreten, in Begleitung von starken Muskelverspannungen, nennt man das üblicherweise einen „Hexenschuss". In der medizinischen Fachsprache wird es als Lumbalgie (= Schmerz im Bereich der Lenden) bezeichnet.
Allerdings gibt es manchmal hartnäckige Fälle, bei denen ständig Blockierungen oder Muskelverspannungen auftreten. In diesen Fällen führen wir gerne Blutegelbehandlungen durch. Die verbesserte Durchblutung am Rücken führt zu einer Entspannung des gesamten Gewebes. Dadurch lösen sich oft die Beschwerden auf oder sprechen auf eine Chirotherapie deutlich besser an.
Andere Ursachen für Rückenschmerzen sind zum Beispiel Bandscheibenvorfälle, die wir gesondert im nächsten Kapitel besprechen werden. Auch Abnutzungen an den Wirbelbogengelenken spielen bei der Schmerzentstehung am Rücken eine Rolle. In beiden Fällen kann man mit einer Blutegelbehandlung gute Erfolge erzielen.
Ein großes Problem sind die Fehlhaltungen, die bei den meisten Menschen vorhanden sind. Diese führen zu Fehlbelastungen der

Wirbelsäule und der umgebenden Strukturen. Jede der oben aufgeführten Beschwerden kann aufgrund von Fehlhaltungen mitverursacht werden.

Zu den Fehlhaltungen gehören unter anderem auch die Wirbelsäulenverkrümmungen und der Morbus Scheuermann.

Bei den meisten Patienten mit Rückenschmerzen, die durch neural- und chirotherapeutischen Behandlungen nicht ausreichend schmerzfrei werden, bringt die Blutegeltherapie zumindest eine deutliche Linderung, oft sogar eine völlige Beschwerdefreiheit.

Hier werden die Tiere an jene Stellen an der Wirbelsäule angesetzt, die druckschmerzhaft sind. Auf Bereiche mit muskulären Verspannungen können die Egel ebenfalls angesetzt werden.

Häufig entstehen weitere Beschwerden durch Verspannungen oder Blockierungen an der Wirbelsäule. Das können Kopfschmerzen, Schwindel, Ohrgeräusche, Bauchschmerzen, Muskelkrämpfe, Schmerzen in den Armen oder Beinen usw. Mit Lendenwirbelsäulenbeschwerden stehen oft Kniegelenkschmerzen und Venenstauungen der Beine in Zusammenhang. Bei Brustwirbelsäulenbeschwerden kann es zu „Halsschmerzen" kommen. Und bei Halswirbelsäulenproblemen treten häufig begleitend Kopfschmerzen, Schwindel und Hörstörungen auf.

Diese Fälle führen wir teilweise in diesem Kapitel mit auf, teilweise aber auch in extra dafür vorgesehenen Kapiteln. Dies hängt davon ab, ob die Beschwerden durch die Wirbelsäule entstanden sind und eine Behandlung an der Wirbelsäule im Sinne einer „Segmenttherapie" einen günstigen Einfluss auf die Beschwerden hat. Beide Faktoren spielen eine Rolle. Die Zuordnung in diesem Buch erfolgt nach den hauptsächlichen Beschwerden der Patienten.

Halswirbelsäulensyndrom

Die heute 73jährige Patientin kam schon mit guten Vorerfahrungen mit der Blutegeltherapie zu uns erneut in die Praxis. Sie hatte vor

Jahren Probleme an der Lendenwirbelsäule und am Knie, die damals von uns erfolgreich mit Blutegeln therapiert wurden.
Jetzt klagte sie über Probleme an der Halswirbelsäule und meinte, dass ihr da sicherlich auch die „lieben Tierchen" helfen würden.
Wir setzen ihr die Blutegel am Hals- zum Brustwirbelsäulenübergang auf.
Um eine vollständige Lockerung der gesamten Hals- und Schulter-Muskulatur zu erreichen, bestellten wir die Patientin ein paar Tage später nachfolgend noch zu einer chirotherapeutischen Behandlung.
Danach war die Patientin beschwerdefrei. Ihre Annahme, dass ihr die Blutegel helfen würden, wurde bestätigt.

Halswirbelsäulen- und Kopfschmerzen

Als der 64jährige Patient in unsere Praxis kam, klagte er über Kopf- und Halswirbelsäulenschmerzen. Zudem musste er häufig Wasser lassen und hatte erhöhte Blutfettwerte. Bei der körperlichen Untersuchung fanden wir druckschmerzhafte Zonen im Bereich der Halswirbelsäule und einen empfindlichen Unterbauch.

Nach einer einmaligen chirotherapeutischen Behandlung wurden ihm Blutegel an der Halswirbelsäule aufgesetzt. Danach ging es dem Patienten gut. Kopf- oder Halswirbelsäulenschmerzen traten nicht mehr auf. Das häufige Wasserlassen und die erhöhten Blutfettwerte konnten mit einer Blutegelbehandlung selbstverständlich nicht beeinflusst werden. Zur Linderung dieser Beschwerden erhielt der Patient pflanzliche Leber- und Prostatamittel.

Lendenwirbelsäulenbeschwerden – das Wunder von Waldhausen

Der damals 71jährige Patient hatte seit Jahrzehnten immer wieder auftretende Beschwerden im Lendenwirbelsäulenbereich. Sie kamen und gingen. Außer Schonhaltung und Unterstützung durch einen Lendengurt, hatte er keine weiteren Maßnahmen dagegen unternommen. Seit einigen Jahren nahm er eine von uns empfohlene Nahrungsergänzung mit entsprechenden aufbauenden Substanzen zu sich. Sein Zustand hatte sich stabilisiert und er war zufrieden so. Eine Blutegeltherapie lehnte er ab.

Dann fielen noch zusätzlich verstärkte Beschwerden am linken Kniegelenk auf. Nun empfahlen wir ihm dringend zu einer Blutegeltherapie.

Es bedurfte keiner großen Überredungskunst mehr. Davon ausgehend, dass die Kniegelenkbeschwerden ursprünglich durch sein Lendenwirbelsäulenproblem entstanden sind, setzten wir die Blutegel zuerst an der Lendenwirbelsäule an.

Am nächsten Morgen war er noch nicht sicher, ob eine Verbesserung der Beschwerden eingetreten war.

Überraschender Weise kam am übernächsten Morgen ein Anruf des Patienten. Der Patient meinte, dass er unbedingt von dem „Wunder von Waldhausen" berichten müsse. Er könnte es kaum glauben, doch sei er heute Morgen ganz ohne Beschwerden aus dem Bett gestiegen.

Er war glücklich, dass er sich für diese Therapie entschieden hatte und war hellauf von der Blutegeltherapie begeistert.

Lendenwirbelsäulenbeschwerden, Kniegelenkbeschwerden und Schulterschmerzen

Die 55jährige Patientin kam in unsere Praxis wegen Rückenschmerzen im Lendenwirbelsäulenbereich. Sie trieb regelmäßig Sport. Außerdem hatte sie rechts beginnende Kniegelenkprobleme.

Wir setzten ihr zuerst Blutegel im Lendenwirbelsäulenbereich auf. 8 Wochen später wiederholten wir die Behandlung im Lendenwirbelsäulenbereich. Die Rücken- und Kniegelenkbeschwerden waren daraufhin verschwunden.

Erst 10 Monate später kam sie wieder wegen verstärkten Kniegelenkbeschwerden am rechten Kniegelenk in unsere Praxis. Nach einer Blutegelbehandlung war auch der Kniegelenkschmerz verschwunden.

Nach weiteren 4 Jahren, verursacht durch eine beginnende Abnutzung, suchte uns die Patientin erneut in der Praxis auf. Dieses Mal klagte sie über einen Schmerz im linken Hüftgelenk, der bis in die Leiste zog. Wiederum setzten wir ihr, da sie von den Ergebnissen der vorherigen Behandlungen überzeugt und begeistert war, die Blutegel auf die linke Hüfte bis vor in den Leistenbereich. Die Beschwerden waren danach verschwunden.

Nach weiteren 3 Jahren kam die Patientin wiederum in die Praxis, nicht wegen ihrer ursprünglichen Beschwerden, sondern weil sie Verspannungen und Schmerzen im rechten Schulterbereich hatte. Da ihr die Blutegel immer geholfen hatten, wollte sie unbedingt, dass diese in ihrem Nacken-Schulterbereich aufgesetzt werden. Wir kamen gern diesem Wunsch nach und setzten die Egel im rechten Schulterbereich bis zur Wirbelsäule hin.

Danach war sie wiederum beschwerdefrei.

Lendenwirbelsäulenbeschwerden und Blasenfunktionsstörungen

Die 23jährige Patientin litt besonders unter einer Blasenschwäche mit plötzlichem Harndrang. Dabei traten häufig Blasenentzündungen auf, die mit einem Antibiotikum behandelt wurden. Darauf folgte jedes Mal eine Pilzerkrankung im Scheidenbereich. An der Lendenwirbelsäule waren ständige Ruheschmerzen vorhanden. Aus diesem Grund setzten wir ihr im Bereich der Lendenwirbelsäule Blutegel auf. Die Lendenwirbelsäulenbeschwerden waren daraufhin verschwunden.

Die bei einer Darmflorauntersuchung festgestellte Störung wurde ebenfalls behandelt. Danach war bei der Patientin die Pilzerkrankung in der Scheide weg. Eine Blasenentzündung war seitdem nicht mehr aufgetreten. Die Patientin fühlt sich sehr gut.

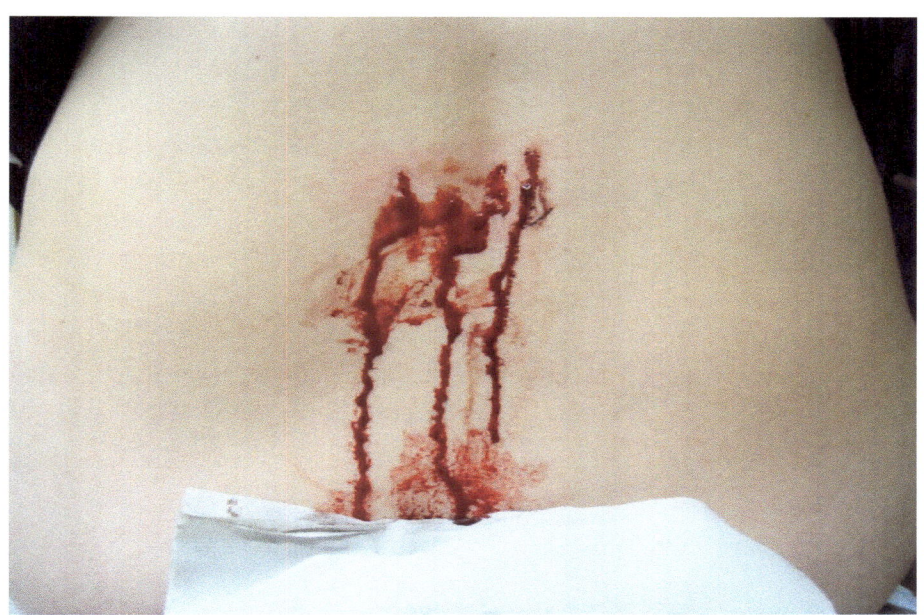

Schmerzen an der gesamten Wirbelsäule

Mit 69 Jahren kam die Patientin das erste Mal in unsere Praxis. Sie klagte über starke Schmerzen im Bereich der gesamten Wirbelsäule. Bei der Untersuchung fiel die stark eingeschränkte Beweglichkeit der Wirbelsäule besonders auf. Vor allem die Kopfdrehungen konnten durch eine vorhandene Blockwirbelbildung im Bereich der Halswirbelsäule nur eingeschränkt ausgeführt werden. Des Weiteren stellten wir einen Beckenschiefstand und eine massive Verspannung der an die Wirbelsäule angrenzenden Muskulatur fest.

Nach zwei Blutegelbehandlungen an der Halswirbelsäule im Abstand von einigen Wochen war die Wirbelsäule entspannter und die Schmerzen deutlich rückläufig.

Erst nach einem Jahr waren die Beschwerden erneut so stark, dass die Patientin sich wieder vorstellte. Gemeinsam beschlossen wir, zukünftig zweimal pro Jahr eine Blutegeltherapie an der Halswirbelsäule durchzuführen. Dies war notwendig, da sich die Blockwirbelbildung, die die Ursache für die immer wieder auftretenden Halswirbelsäulenbeschwerden ist, nicht rückgängig machen lässt.

In den folgenden acht Jahren wurde diese Behandlung zweimal jährlich durchgeführt. Immer wieder berichtete sie uns über die gute Wirkung danach. Sie konnte Gartenarbeiten deutlich schmerzfreier durchführen als zuvor, und auch sonst hatte sie wesentlich weniger auftretende Beschweren.

Nachdem sich ihr Zustand stabilisiert hatte, wurden drei Jahre keinerlei Behandlungen mehr durchgeführt. Nach dieser Pause ließ sich die Patientin wegen wieder auftretender Beschwerden zweimal jährlich behandeln, was sie bisher beibehalten hat.

Wirbelsäulenbeschwerden, Herzrhythmusstörungen, Bluthochdruck, Kopfschmerz und Schwindel

Bei der 64jährigen Patientin bestanden leichte Herzrhythmusstörungen. Sie klagte über Kopfschmerzen, Schwindel und kalte Hände. In der letzten Zeit ängstigten sie starke Krämpfe im Brustbereich. Sie hatte vor 15 Jahren eine Herzmuskelentzündung gehabt und litt seitdem unter hohem Blutdruck. Aus diesem Grund machten ihr die Brustkrämpfe große Sorgen. Verspannungen im Halswirbelsäulen-Schulter-Bereich verstärkten die Beschwerden. Sie kam gezielt zur

Durchführung einer Blutegeltherapie in die Praxis, nachdem sie eine Blutegelvorführung von uns im Fernsehen gesehen hatte.
Wir führten eine erste Blutegelbehandlung an der Halswirbelsäule durch. Danach verstärkten sich zunächst ihre Beschwerden, vor allem der Schwindel und die Kopfschmerzen. Nach einigen Tagen wurde ihr Kopf „freier", viel freier als vorher.
Wir führten eine neural- und chirotherapeutische Behandlung durch und eine Woche später eine zweite Blutegelbehandlung an der Halswirbelsäule. Da sich daraufhin ihre Schmerzen an der Halswirbelsäule deutlich besserten, setzten wir ihr 14 Tage später Blutegel im Bereich beider Schultern auf.
Dieser Behandlung folgte erneut eine neural- und chirotherapeutische und eine letzte Blutegeltherapie an beiden Schultern. Abschließend wurden drei chirotherapeutische Behandlungen durchgeführt. Die Patientin war zum Schluss beschwerdefrei.
Als sie sich zwei Jahre später meldete, berichtete sie, dass bei ihr bis vor zwei Monaten keine ihrer ursprünglichen Beschwerden mehr bestanden hatten. Die Wirbelsäule war immer noch schmerz- und spannungsfrei. Jetzt hatte sie Herzrhythmusstörungen, erhebliche Blutdruckschwankungen und Sodbrennen. Sie fühlte sich kraftlos und müde. Eine leichte Dünndarmentzündung schwächte sie zusätzlich. Ihr Allgemeinzustand war schlecht. Dadurch hatte sie in den letzten sechs Wochen drei Kilo Gewicht verloren. Wir setzten jetzt die Blutegel an der Lendenwirbelsäule auf. Normalerweise wäre der optimale Behandlungsort im Bereich der oberen Brustwirbelsäule gewesen. Da die Patientin aber zu einer Herzuntersuchung musste, wollte sie die Tier nicht in dem für den Arzt sichtbaren Bereich aufgesetzt bekommen.
Sie war mit der festen Überzeugung gekommen, dass ihr auch dieses Mal die Blutegel gut helfen würden. Nach der Behandlung fühlte sich die Patientin bedeutend besser. Sie hofft, dass sie das blutverdünnende Medikament, das ihr der Herzspezialist verordnen will, nicht einnehmen muss.

Wirbelsäulen-, Schulterbeschwerden rechts, Bandscheibenvorfall, Schwindel, Kopfschmerzen

Vor allem unter Schmerzen im rechten Schultergelenk, verursacht durch eine Abnutzung, litt die 67jährige Patientin, als sie zu uns kam. Die Beschwerden waren momentan so stark, dass sie sogar nachts durch die Schmerzen aufwachte. Auch bestanden Beschwerden an der gesamten Wirbelsäule, verstärkt durch einen Bandscheibenvorfall vor elf Jahren, dazu Kopfschmerzen, Schwindel und Übelkeit. Sie berichtete, dass sie auch bei leichtesten Anstrengungen Atemschwierigkeiten hätte.

Wir stellten bei der Patientin neben starken muskulären Verspannungen an der Wirbelsäule und heftigem Druckschmerz im Bereich des rechten Schultergelenks eine zu flache Atmung fest. Die Patientin konnte nicht richtig durchatmen.

Nach zwei neural- und chirotherapeutischen Behandlungen setzten wir die Blutegel im oberen Bereich der Brustwirbelsäule verteilt auf, um ein möglichst großes Gebiet zu beeinflussen. Danach ging es ihr bedeutend besser. Sie konnte das rechte Schultergelenk bereits schmerzfreier bewegen und wachte nachts nicht mehr auf, wenn sie auf dieser Schulter lag.

Begleitend erhielt die Patientin pflanzliche Medikamente und weiterhin chiro- und neuraltherapeutische Behandlungen.

Nach der zweiten Blutegelbehandlung bestanden nur noch leichte Schulterbeschwerden. Die Verspannungen an der Rückenmuskulatur waren verschwunden. Die dritte Behandlung mit Blutegeln erfolgte an der Lendenwirbelsäule. Dieses Mal wurden die Tiere auf die Narbe der Bandscheibenoperation gesetzt. Das brachte ihr eine große Erleichterung.

Insgesamt war die Patientin danach völlig beschwerdefrei. Nur am rechten Schultergelenk war die Bewegungsfreiheit nicht vollständig hergestellt. Diese Bewegungseinschränkung entstand durch eine

Kapselschrumpfung, verursacht durch die schmerzbedingte Ruhigstellung des Gelenkes. Nur durch eine krankengymnastische Behandlung konnte diese behoben werden.

Die Atemschwierigkeit der Patientin war bereits nach der ersten Blutegelbehandlung verschwunden. Vermutlich hatte die Patientin aufgrund der starken muskulären Rückenverspannungen nicht richtig einatmen können. Mit der Entspannung der Rückenmuskulatur lösten sich die Atembeschwerden völlig auf.

Wirbelsäulen- und Hüftgelenksbeschwerden rechts, Schwindel, Krampfadern, Hämorrhoiden

Der 70jährige Patient bot ein buntes Bild an gesundheitlichen Störungen, als er zu uns in die Praxis kam. Schon seit der Kindheit litt er unter Verdauungsstörungen. Nach Alkohol- und Schokoladengenuss trat bei ihm Übelkeit auf. Seit 25 Jahren hatte er Krampfadern an beiden Beinen. Vor zwei Jahren war ihm rechts ein künstliches Hüftgelenk eingesetzt worden. Seit einer Prellung des rechten Ellenbogengelenkes vor einigen Monaten war sein Unterarm bis zur Hand pelzig. Momentan machte ihm am meisten ein Schwindel zu schaffen, der nach der Hüftgelenksoperation aufgetreten war.

Aus diesem Grund setzten wir ihm die ersten Blutegel an der Halswirbelsäule an. Danach klagte er nur noch gelegentlich über Schwindelanfälle. Das pelzige Gefühl am rechten Arm war verschwunden. Es folgten Behandlungen an der Lendenwirbelsäule und am linken Oberschenkel. Dadurch verschwanden seine Krampfaderbeschwerden.

Erst ein Jahr später traten diese Beschwerden wieder auf, die jedoch mit einer einmaligen Blutegelbehandlung auf dem linken Ober- und Unterschenkel beseitigt werden konnten.

Einen Monat nach der letzten Blutegelbehandlung traten akute Hämorrhoidalbeschwerden auf. Der Patient kam zu uns mit dem Wunsch, die Blutegel direkt auf die Hämorrhoiden aufsetzen zu lassen. Nach der Behandlung war er deutlich schmerzfreier. Insgesamt fühlte er sich sehr erleichtert. Zwei Monate später wiederholten wir die Behandlung, wobei wir gleichzeitig einige Blutegel auf der Lendenwirbelsäule aufsetzten.

Nach einer weiteren, abschließenden Blutegelbehandlung an den Hämorrhoiden und am linken Oberschenkel war der Patient bezüglich der Hämorrhoiden und Krampfadern beschwerdefrei. Die Pelzigkeit im Unterarm war nicht mehr aufgetreten. Es trat nur noch gelegentlich das Schwindelgefühl auf. Die Wirbelsäulenbeschwerden, über die er auch hin und wieder geklagt hatte, waren ebenfalls verschwunden.

Bandscheibenvorfälle (Nucleus pulposus prolaps)

Bandscheiben sind knorpelige Polster zwischen den einzelnen Wirbelkörpern. Aufgrund langjähriger Fehl- oder Überbelastungen, durch Unfälle oder altersbedingt können sich in den Bandscheiben Ausstülpungen bilden. Bleiben die Ausstülpungen mit der Bandscheibe verbunden, können sie sich jederzeit zurückbilden.

Vorwölbungen und Vorfälle können auf Nervenbahnen drücken, die aus dem Rückenmark kommen. Dies verursacht Schmerzen, Gefühls- und/oder Funktionsstörungen in den von den betroffenen Nerven versorgten Gebieten. An der Druckstelle selbst entstehen Schwellungen und muskuläre Verspannungen, die die Beschwerden noch verstärken. Besteht ein Bandscheibenvorfall über längere Zeit, kommt es als Folge der Fehlbelastungen zu Verschleißerscheinungen der Wirbelbogengelenke. Es entsteht ein zusätzlicher Schmerzreiz.

Die Blutegel vermindern die lokalen Reaktionen wie Schwellung und muskuläre Verspannung durch eine verbesserte Durchblutung. Dadurch wird eine Entlastung und Schmerzminderung erreicht. Außerdem wirken die Blutegel positiv auf die Verschleißschmerzen in den Wirbelbogengelenken. Den Vorfall selbst können die Blutegel nicht beeinflussen. Es gibt viele Menschen, die einen Bandscheibenvorfall haben und es nicht wissen. Sie haben keinerlei Beschwerden. Deshalb ist die Schmerzreduktion das primäre Ziel jeder Bandscheibenvorfalltherapie.

Nicht selten werden Vorfälle wegen zu starker Schmerzen oder Nervenausfällen operiert. Danach können durch die Narbenbildung Schmerzen auftreten, die vergleichbar sind mit den Beschwerden, die ursprünglich durch den Bandscheibenvorfall entstanden. In diesen Fällen können Blutegel eingesetzt werden. Sie haben eine positive Wirkung auf Narbenschmerzen und wirken bei dieser Art von Beschwerden schmerzmindernd.

Begleitend zur Behandlung mit Blutegeln ist in den meisten Fällen die Durchführung einer Chiro- und Neuraltherapie sinnvoll.

Bandscheibenvorfall an der Lendenwirbelsäule

Bei dem 33jährigen Patienten bestanden schon seit neun Jahren starke Schmerzen an der Lendenwirbelsäule. Seit ungefähr einem dreiviertel Jahr waren diese so schlimm geworden, dass er sich behandeln lassen musste.

Durch eine Magnetfeldbehandlung und einer Sauerstofftherapie konnten die Beschwerden gelindert werden. Bei einer röntgenologischen Untersuchung wurde ein Bandscheibenvorfall am Übergang von der Lendenwirbelsäule zum Kreuzbein festgestellt.

Seit ungefähr einer Woche bestanden erneut starke Beschwerden. Der Schmerz zog sich bis in den Unterbauch. Er konnte weder auf dem Rücken liegen noch gerade stehen. Nach einer Erstverschlimmerung auf die von uns begonnene neuraltherapeutische Behandlung trat eine leichte Besserung ein.

Wir setzten ihm im Bereich des Bandscheibenvorfalls Blutegel auf. Beim nächsten Termin stellte der Patient eine mindestens 50-prozentige Linderung seiner Beschwerden fest. Dank einer neuraltherapeutischen Behandlung wurde der Patient ganz beschwerdefrei. Vorbeugend führte er die Injektionsbehandlungen weiter.

Zwei kurzfristig aufgetretene Verschlimmerungen konnten auf diese Weise schnell beherrscht werden. Danach war der Patient völlig beschwerdefrei. Eine zweite Blutegelbehandlung ist bisher nicht mehr notwendig gewesen.

Bandscheibenvorfall an der Lendenwirbelsäule und Wirbelsäulenkrebs

Vor einigen Jahren kam der damals 74jährige Patient mit starken Wirbelsäulenbeschwerden und einem Ausstrahlungsschmerz ins linke Bein in die Praxis. Bei ihm war ein Bandscheibenvorfall zwischen dem letzten Lendenwirbelsäulenkörper und dem darunter liegenden Kreuzbein festgestellt worden. Dieser drückte auf den linksseitig gelegenen Ischiasnerv. Dadurch erklärten sich die in das linke Bein ausstrahlenden Beschwerden.

Als er zu uns kam, konnte er nur mit starken Schmerzmitteln gehen. Wegen der starken Schmerzen konnte er nachts nicht richtig schlafen. Eine Injektionsbehandlung vom Hausarzt hatte ihm keine Linderung gebracht.

Wir setzten dem Patienten im Bereich des Bandscheibenvorfalls sofort Blutegel auf. Schon am nächsten Tag ging es ihm wesentlich besser. Der Ischiasschmerz ins Bein dagegen wurde erst nach der zweiten Blutegelbehandlung vier Tage später deutlich besser. Der Patient konnte jetzt einige Schritte schmerzfrei gehen.

Mit einer auf die Blutegelbehandlung folgenden Neuraltherapie gelang es uns, beim Gehen ein schmerzfreies Intervall bis zu einer Stunde zu erreichen. Die Schmerzen, die dann auftraten, beruhigten sich schnell wieder, wenn er eine Weile ruhte. Das Heimfahrrad konnte er beschwerdefrei benutzen. Nachts blieben die Schmerzen aus, so dass er ungestört schlafen konnte.

Sechs Wochen nach der ersten Blutegelbehandlung wurden erneut Blutegel angesetzt. Nach dieser Behandlung blieb nur ein Gefühl der Steifigkeit im Bereich des linken Gesäßes zurück und er konnte wieder, ohne eine Ruhepause einlegen zu müssen, spazieren gehen.

Zwei Monate später führten wir erneut eine Blutegelbehandlung durch. Danach war der Patient bis auf ganz wenige Ausnahmesituationen beschwerdefrei.

Seit dieser Zeit kam der Patient regelmäßig jedes halbe Jahr zu einer Blutegelbehandlung, um sich seinen schmerzfreien Zustand zu erhalten.

Im letzten Frühjahr erschien der Patient erneut mit starken Lendenwirbelsäulenschmerzen. Er konnte nur mit zwei Gehstöcken gehen. Diese Beschwerden waren nach dem Schneiden von Bäumen und Büschen aufgetreten.

Die sofort durchgeführte Blutegelbehandlung brachte ihm dieses Mal keine Erleichterung. Wir führten im Anschluss daran zwei neuraltherapeutische Behandlungen durch, die seine Beschwerden ebenfalls nicht verbesserten. Daraufhin veranlassten wir eine weitergehende Diagnostik. Bis diese stattfand, setzten wir die neuraltherapeutische Behandlung fort. Dadurch konnte der Patient in gebückter Haltung schmerzfrei gehen und sogar für ungefähr eine Stunde aufrecht stehen.

Bei den Untersuchungen in der Neurochirurgie wurde ein bösartiger, rasch wachsender Tumor am oberen Lendenwirbelkörper festgestellt. Bis zur Operation spritzen wir den Patienten weiter, um ihm seinen relativ guten Zustand zu erhalten.

Die Operation wurde erfolgreich durchgeführt. Der Tumor konnte vollständig beseitigt werden. Danach war der Patient beschwerdefrei.

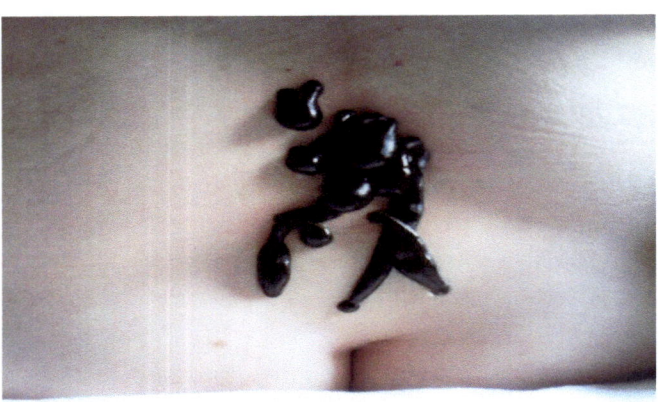

Bandscheibenvorfall an der Lendenwirbelsäule

Vor sieben Jahren hatte der damals 43jährige Patient durch einen Arbeitsunfall einen Bandscheibenvorfall zwischen dem vierten und fünften Lendenwirbelkörper erlitten. Seit dieser Zeit strahlten die Beschwerden von der Lendenwirbelsäule ins rechte Bein aus. Eine Operation hatte das Beschwerdebild nicht beeinflussen können.

Nach der Operation waren am rechten Fuß die zwei kleinen Zehen taub. Eine einmalige Blutegelbehandlung an der Lendenwirbelsäule verbesserte die Beschwerden deutlich. Nach chirotherapeutischen Behandlungen verringerten sich die Schmerzen weiter. Bei Abschluss der Behandlungen war der Patient nicht völlig beschwerdefrei, jedoch beeinträchtigten die vorhandenen Restschmerzen sein Befinden nicht.

Narbenbeschwerden nach Bandscheibenoperation

Vor 22 Jahren hatte der Patient einen Bandscheibenvorfall mit Lähmungserscheinungen im rechten Bein erlitten. Seit der damals durchgeführten Operation klagte der jetzt 75jährige Patient über Narbenbeschwerden. Diese äußerten sich im rechten Bein mit einem Gefühl des „Pelzigseins" und starken Schmerzen an der Lendenwirbelsäule. Von seinem Hausarzt bekam er starke Schmerzmittel verordnet, um sich überhaupt bewegen und die Schmerzen aushalten zu können.

Die Blutegel wurden bei ihm direkt auf die Narben der Bandscheibenoperation am Übergang zwischen Brust- und Lendenwirbelsäule aufgesetzt. Schon nach dieser einen Behandlung ging es dem Patienten bedeutend besser. Vier Wochen später kam der Patient mit einem Drittel der bisher benötigten Schmerzmittel aus. Er war mit dem Ergebnis sehr zufrieden.

Gelenkrheuma

Gelenkrheuma ist eine entzündliche, kontinuierlich fortschreitende Erkrankung. Strukturen im Gelenk werden durch das körpereigene Abwehrsystem angegriffen. Ständige Entzündungen in den Gelenken sind die Folge. Es kommt zur Zerstörung von Gelenkstrukturen, und es entstehen Abnutzungserscheinungen und Deformierungen im Gelenk.
Die Therapie erfolgt durch Unterdrückung des körpereigenen Abwehrsystems. Pflanzliche und andere alternative Methoden reichen nur in leichten Fällen aus. Sie können zusätzlich begleitend gegeben werden. Eine Heilung dieser Erkrankung gibt es nicht.
Es existieren Ruhephasen und Zeiten der akuten Entzündung.
Die Blutegel helfen einerseits bei den akuten Entzündungsschüben, andererseits lindern sie auch die Schmerzen in den Ruhephasen. Dadurch können Schmerzmittel eingespart werden. Als alleinige Therapie reichen die Blutegel in keinem Fall aus. Sie können parallel zu anderen Therapien eingesetzt werden. Wichtig bei dieser Erkrankung ist eine frühzeitige und langfristige krankengymnastische Betreuung.
Setzt man Blutegel zur Therapie an, werden sie direkt an die schmerzenden Gelenke aufgesetzt. Direkt am Schmerzgeschehen ist die Wirkung der Egel am größten.

Gelenkrheuma, Wirbelsäulenbeschwerden und Nahrungsmittelallergie

Die 61jährige Patientin hatte in der Zeitung über die Blutegelbehandlung gelesen und kam gezielt mit dem Wunsch, sich Blutegel ansetzen zu lassen.
Da die Patientin weit entfernt wohnte und wir mehrere Blutegelbehandlungen direkt nacheinander durchführen wollten, brachten wir die Patientin bei uns im Haus unter. Dadurch hatten wir sie unter

Beobachtung und konnten die Blutegelbehandlungen wie geplant durchführen.

Diese Patientin litt unter vielen verschiedenen Problemen. Nach Zahnentfernungen vor vier Jahren war ihr Kiefer sehr empfindlich geblieben. Schon seit 40 Jahren hatte sie gelenkrheumatische Beschwerden an vielen Gelenken. In den letzten Jahren litt sie besonders unter Kopfschmerzen und Beschwerden an der Hals- und Lendenwirbelsäule. Im Allgemeinen reagierte sie auf Nahrungsmittel sehr empfindlich und neigte stark zu kontaktallergischen Reaktionen.

Zunächst setzten wir die Blutegel am linken Ohr und Kiefergelenk auf. In den darauffolgenden zwei Wochen haben wir ihr Blutegel an der Halswirbelsäule, am linken Kiefergelenk und Ohr und an der linken Wade angesetzt. Dort litt sie unter den Nachwirkungen eines Hundebisses vor einigen Jahren. Zum Abschluss setzten wir ihr Blutegel oberhalb des Schambeins auf, da auch dort Schmerzen bestanden.

Die Patientin fühlte sich nach diesen zwei Wochen sehr gut. Sie meinte, sie sei richtig „gesund, ausgeputzt und munter". Gerne würde sie so eine Kur in Zukunft wiederholen. Insgesamt hatten sich ihre Beschwerden deutlich gebessert.

Gelenkrheuma der Kniegelenke und Wirbelsäule

Als die Patientin zum ersten Mal zu uns in die Praxis kam, war sie 49 Jahre alt. Sie litt unter Gelenkrheuma mit Beschwerden an beiden Kniegelenken, der Hals- und der Lendenwirbelsäule. Aufgrund der Veränderungen im Gelenk durch die ständig vorhandenen Entzündungen in den Gelenken wurde bereits vor neun Jahren das rechte Knie operiert und in diesem Jahr das linke. Sie nahm jeden Tag ein schmerzlinderndes Zäpfchen, um die Schmerzen aushalten zu können. Da die Patientin in großer Entfernung von uns wohnt, beschlossen wir, mindestens drei- bis viermal im Jahr intensive Behandlungen durchzuführen.

Jedes Mal, wenn die Patientin zu uns kam, setzten wir ihr die Blutegel auf und führten chiro- und neuraltherapeutische Behandlungen durch. Zusätzlich bekam sie von uns pflanzliche Medikamente verordnet. Nach jeder Behandlung hatte die Patientin weniger Beschwerden. Im Laufe der Jahre wurde der Allgemeinzustand insgesamt stabiler. Die regelmäßige Einnahme von Schmerzmitteln war nicht mehr nötig. Die akuten entzündlichen Schübe waren weniger schmerzhaft und gingen schneller vorbei. Nur während dieser Schübe benötigte die Patientin noch Schmerzmittel.

Das Fortschreiten der Erkrankung konnten wir selbstverständlich nicht verhindern. Heute noch, fast 20 Jahre nach dem Erstkontakt mit der Patientin, ist sie völlig mobil. Nur körperliche Extrembelastungen sind nicht möglich.

Das Fortschreiten des Gelenkrheumas hat sich vor allem an der Halswirbelsäule bemerkbar gemacht. Im Laufe der Jahre ist diese fast völlig versteift. Diese bereitet der Patientin dadurch weniger Beschwerden. Seit einigen Jahren schmerzt zusätzlich das Hüftgelenk, sonst geht es ihr ganz gut. Bei den immer wieder aufflackernden rheumatischen Schüben setzt sie sich in der Zwischenzeit selbst Blutegel auf und ist so rasch wieder beschwerdefrei.

Die Patientin kann sich nicht vorstellen, dass es ihr so gut ginge, wenn sie die Blutegel nicht gehabt hätte. Ihr Orthopäde meinte, dass die bisherige Behandlung in dieser Form unbedingt weitergeführt werden sollte.

Verschleißerkrankungen (Arthrose) verschiedener Gelenke:

In diesem Kapitel werden einige Fälle vorgestellt, bei denen Erkrankungen am Bewegungsapparat vorlagen, die wir nicht eindeutig zuordnen konnten. Aufgeführt sind auch Patienten, bei denen verschiedene Erkrankungen gleichzeitig bestanden, die wir jedoch nicht in ein bestimmtes Kapitel einfügen wollten.
Die Verschleißerkrankungen an den Gelenken nehmen unter den Erkrankungen des Bewegungsapparates einen großen Platz ein.
Ein Drittel der Menschen über 35 Jahre leidet bereits unter Gelenkverschleiß.
Sie treten sehr häufig auf. Fast jeder ältere Mensch über 60 Jahre hat an mindestens einem Gelenk unter verschleißbedingten Beschwerden zu leiden.
Frauen sind häufiger als Männer von dieser Erkrankung betroffen. Die meisten Beschwerden befinden sich an Knie, Schulter, Hüfte, Daumengrundgelenk und Fingergelenken.
Gelenkverschleiß wird verursacht durch einen Abbau des Gelenkknorpels. Dieser kann zum Beispiel durch Überlastung, Unfälle, andere Erkrankungen, Fehlernährung oder angeborene Veranlagung verursacht werden.
Die Beschwerden machen sich vorwiegend als Schmerzen bemerkbar, die vor allem nach längerem Sitzen, bei stärkerer und ungewohnter Belastung, bei nasskaltem Wetter und in den Abendstunden auftreten. Erst bei stärkeren Störungen der Gelenkfunktion durch den Knorpelabbau und die darauf folgenden Reaktionen entsteht ein ständig fühlbarer Schmerz. Nach Überanstrengung können ganz akut starke Schmerzen, eine Überwärmung des Gelenks, vermehrte Flüssigkeit im Gelenk und eine Schwellung des gelenkumgebenden Gewebes auftreten. Dies wird als „aktivierte Arthrose" bezeichnet.

Durch eine Blutegeltherapie werden die Schmerzen und Bewegungseinschränkungen günstig beeinflusst. Vor allem bei den aktivierten Arthrosen schwächt sie den akuten Schmerz deutlich ab. Den verlorenen Knorpel wieder aufbauen können die Blutegel jedoch nicht. Dies haben sie mit den meisten bekannten Therapieformen bei Gelenkverschleiß gemeinsam.

Durch langjährige Erfahrung weiß man, dass das Ausmaß der Abnutzung im Gelenk, festgestellt durch Röntgenuntersuchungen, mit der Schmerzstärke in keinem engen Zusammenhang steht. Einerseits kann es sein, dass ein Patient unter starken Schmerzen leidet, im Röntgenbild jedoch nur ein relativ schwach ausgeprägter Verschleiß festzustellen ist. Andererseits ist es möglich, dass bei einem Patienten stärkste Abnutzungen im Röntgenbild sichtbar sind, er aber kaum Beschwerden hat. Demzufolge ist das Wichtigste für den Patienten, dass seine Schmerzen gelindert werden.

Im Zusammenhang mit Arthrosen und Meniscusschäden in den Kniegelenken tritt häufig eine Baker-Zyste auf. Das sind Aussackungen der Gelenkkapsel im Kniegelenk. Üblicherweise entstehen sie im Bereich der Kniekehle. Sie können sich mit Gelenkflüssigkeit füllen und dadurch Schmerzen bereiten. Als Therapie kommt schulmedizinisch gesehen nur eine Operation infrage. Symptomatisch kann die Baker-Zyste auch punktiert, die Flüssigkeit also mittels einer Spritze entfernt werden. Blutegel können eine Baker-Zyste nicht entfernen. Das Spannungsgefühl in der Kniekehle wird jedoch durch eine Blutegelbehandlung mit ihrer entlastenden Wirkung bedeutend verringert oder verschwindet ganz.

Mögliche Wirkprinzipien:

Der Wirkmechanismus der Blutegel ist in diesem Fall völlig unklar. Es gibt verschiedene Vermutungen, wie die Wirkung der Blutegel bei Gelenkverschleiß zustande kommen könnte.

Vielleicht liegt es an der nach der Blutegelbehandlung deutlich verbesserten Durchblutung. Es kommen mehr Nährstoffe im Gelenk an und die Abfallprodukte des Zellstoffwechsels werden besser abtransportiert. Andere vermuten, dass im Sekret des Blutegels selbst schmerzstillende Substanzen enthalten sind. Es könnte auch der Reiz der Behandlung sein, der einen Umschwung im Körper einleitet. Bei den Verschleißerkrankungen der Gelenke setzt man die Blutegel möglichst auf die schmerzenden Körperregionen. Durch Abtasten des betreffenden Gelenks werden die schmerzhaften Zonen festgestellt und die Tiere dort angesetzt.

Aktivierte Arthrose des linken Kniegelenks

Nach einer Überanstrengung waren bei dem 75jährigen Patienten an der Innenseite des linken Kniegelenks Schmerzen aufgetreten. Eine vom Hausarzt durchgeführte Injektionstherapie konnte seine Beschwerden nicht lindern. Da er von der guten Wirkung der Blutegel gehört hatte, wollte er gerne diese Therapie durchführen lassen.
Wir setzten ihm Blutegel an die schmerzenden Stellen des linken Knies. Bei einem Kontrolltermin drei Tage später waren seine Kniegelenkschmerzen verschwunden.

Arthrose der Fingergelenke

Mit Schmerzen am rechten Handgelenk und am Daumen, Zeige- und Ringfinger kam die 67jährige Patientin zu uns in die Praxis. Sie gab an, dass bei ihr ein Altersverschleiß der Gelenke bekannt sei. Immer mal wieder traten Verspannungsbeschwerden an der Halswirbelsäule auf.
Bei der körperlichen Untersuchung stellten wir in diesem Bereich eine erhöhte Muskelspannung fest.
Zuerst hatte die Patientin Injektionen an den betroffenen Gelenken bekommen. Vier Wochen später kam sie dann zu einer Blutegelbehandlung. Die Blutegel wurden ihr an die Halswirbelsäule, am rechten Handgelenk und an den betroffenen Fingergelenken aufgesetzt.

Die Patientin stellte fest, dass die Injektionstherapie sie deutlich mehr geschmerzt hatte als das Aufsetzen der Blutegel.
Nach den Injektionen hatten sich die Beschwerden nur leicht gebessert. Nach der Blutegelbehandlung trat jedoch eine deutliche Schmerzlinderung ein. Die Patientin war mit dem Erfolg so zufrieden, dass ihr eine weitere Behandlung nicht mehr notwendig erschien.

Bakerzyste

Mit 66 Jahren hatte sich die Patientin am rechten Kniegelenk eine Blutegelbehandlung machen lassen. Sie war total begeistert von dem Ergebnis, denn sie konnte danach beschwerdefrei eine große Wanderung machen.

Die Patientin kam nach langer Zeit wieder in unsere Praxis, weil ihr das linke Kniegelenk Probleme verursachte. Sie vermutete eine Venenentzündung. Da ihr die damalige Blutegelbehandlung so gut geholfen hatte, erinnerte sie sich jetzt daran und kam ganz hoffnungsvoll in unsere Praxis.

Sie war bei ihrem Arzt, um sich das Knie untersuchen zu lassen. Bei der Untersuchung wurde ein Hämatom festgestellt. Sie hatte sich wohl das Knie angestoßen. Ihr Arzt schickte sie sofort zur Punktion. Außerdem sollte sie eine Arthroskopie machen oder sich das Knie operieren lassen.

Letztendlich stellte sich eine Schleimbeutelentzündung am linken Kniegelenk heraus. Auch wurde eine Abnutzung des Kniegelenks festgestellt. Nach 3 Behandlungen von einem Physiotherapeuten ging es ihr besser.

Doch so richtig ließ ihr das Knie keine Ruhe. Die starken Spannungen in der Kniekehle machten ihr noch zu schaffen. Sie konnte das Gelenk nicht richtig durchstrecken.

Bei der Untersuchung stellten wir fest, dass sich durch die Abnutzung in der linken Kniekehle zusätzlich eine Bakerzyste entwickelt hatte, die ihr zu dem Gelenkschmerz noch die Spannung verursachte.

Wir setzten ihr die Blutegel direkt auf die Bakerzyste. Die Spannung in der Kniekehle ließ nach der Behandlung sofort nach.

Zur Stabilisierung und Nachbehandlung erfolgte in Abstand von vier Wochen noch eine Blutegelbehandlung am Kniegelenk.

Die Bakerzyste musste nicht weiter therapiert werden.

Danach war die Patientin wieder schmerzfrei.

Sie wollte sich sofort melden, falls die Beschwerden am linken Kniegelenk erneut auftreten sollten.

Coxarthrose beidseits

Mit Bewegungseinschränkungen der linken Hüfte kam die 57jährige Patientin zu uns in die Praxis. Sie hatte über die Blutegeltherapie gelesen.
Die Untersuchung ergab keine Blockierungen im Lendenwirbelsäulenbereich und auch keine Schmerzen bei einer Bewegung des Hüftgelenkes. Lediglich die Leiste wies eine verhärtete Muskulatur auf, die beim Abtasten sehr schmerzhaft war.

Wir führten als erstes eine chirotherapeutische Behandlung bei der Patientin durch. Dann wurde durch eine spezielle Massage die linke Leiste massiert, um eine Lockerung der Muskulatur zu erreichen.

Die Patientin fühlte sich nach dieser Behandlung bedeutend wohler und konnte auch das Hüftgelenk wieder freier bewegen. Die Bewegungseinschränkung der linken Hüfte hatte nachgelassen.

Jetzt setzten wir ihr noch Blutegel auf die Lendenwirbelsäule, um den Beckenbereich besser zu durchbluten und insgesamt eine Lockerung der bindegewebigen Strukturen zu erreichen.

Nachfolgend wurden ihr nochmals Blutegel direkt auf die immer noch leicht verhärtete Muskulatur der linken Leiste aufgesetzt. Die Nachblutung war heftig. Die Leiste war danach wesentlich entspannter. Sie war insgesamt mit der Therapie zufrieden.

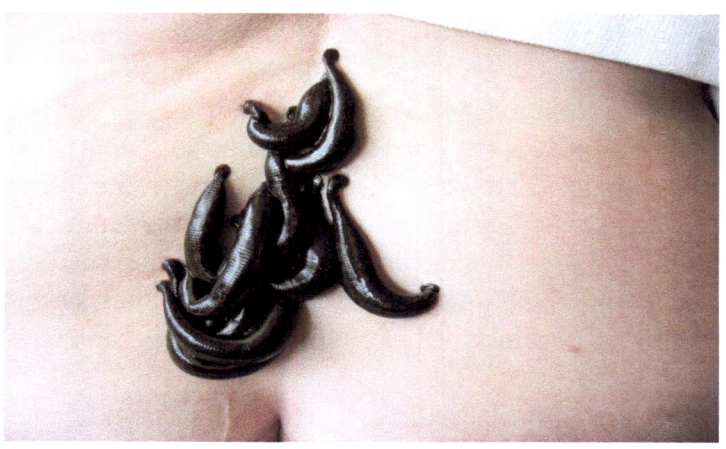

Gonarthrose beidseits, Lumbalgie, Hüftgelenkschmerz links

In der Zeitung „Naturarzt" hatte die 62jährige Patientin über die Blutegeltherapie einen Artikel gelesen und war über eine Empfehlung an unsere Praxisadresse gelangt.

Sie erzählte uns, dass sie an beiden Kniegelenken Arthrose hat. Eine Innenmeniscus-Operation am linken Kniegelenk brachte ihr keine Erleichterung. Die Schmerzen bestanden nach wie vor. Es erfolgte sieben Jahre später nochmals eine ambulante Operation, die auch keine Verbesserung brachte. Durch die Fehlbelastung in all diesen Jahren begannen dann auch noch Beschwerden am rechten Kniegelenk. Zudem kamen noch Rückenbeschwerden im Lendenwirbelsäulenbereich dazu. Sie wusste sie sich nicht mehr zu helfen: Der Tipp für die Blutegeltherapie war eine neue Hoffnung.

Unsere Untersuchung zeigte neben der Arthrose beider Kniegelenke eine Lumbalgie mit Blockierungen im Lendenwirbelsäulenbereich, Verspannungen der gesamten paravertebralen Muskulatur sowie eines Schultersyndroms durch die falsche Haltung und Hüftgelenkbeschwerden links.

Zuerst führten wir eine chirotherapeutische Behandlung durch, um die gesamte Wirbelsäule zu lockern und die Blockierungen zu lösen. Danach ging es ihr insgesamt schon etwas besser.

Wir setzten Blutegel im Bereich der Lendenwirbelsäule auf. Nach der Behandlung fühlte sie sich wunderbar warm und gut durchblutet. Selbst die Kniegelenke waren schon weniger schmerzhaft. Sie konnte wieder richtig gut schlafen und hatte auch keine Wadenkrämpfe mehr. Erst durch die Verbesserung des allgemeinen Wohlbefindens fielen ihr die uns noch nicht genannten Beschwerden wieder ein.

Als weitere therapeutische Maßnahme führten wir in zwei Sitzungen jeweils eine Blutegelbehandlung sowohl am linken, als auch am rechten Kniegelenk durch.

Danach fühlte sich die Patientin so gut, dass wir die Behandlung abschließen konnten.

Gonarthrose beidseits

Die 88jährige Patientin hatte von der Blutegeltherapie und deren guter Wirkung bei Kniegelenkarthrose erfahren.

Seit einiger Zeit hatte sie Schmerzen im linken Kniegelenk. Vor 27 Jahren wurde das rechte Kniegelenk operiert. Sie wollte sich nicht wieder operieren lassen weil sie meinte, dass der Schmerz im rechten Kniegelenk damals anders war als der jetzt im linken.
Wir führten erst eine neuraltherapeutische Behandlung beider Kniegelenke durch.
Aufgrund des höheren Alters der Patientin wollten wir sie erst besser kennen lernen, bevor wir eine Blutegeltherapie bei ihr durchführten.
Durch eine Erkältung verschob sich die Therapie noch ein bisschen. 3 Wochen später setzen wir ihr erst einmal wenige Blutegel im Lendenwirbelsäulenbereich auf, um die Stärke ihrer Nachblutung zu beobachten. Durch die bessere Durchblutung im LWS-Bereich verbesserte sich die Durchblutung in beiden Beinen wesentlich.
Weitere 3 Wochen später setzten wir ihr dann die gleiche Anzahl Blutegel an das linke Kniegelenk. Es ging ihr sehr gut nach der Behandlung. Das Kniegelenk tat kaum mehr weh und sie meinte, dass es fast nicht mehr besser werden kann. Die Wunden heilten sehr gut ab.
Nach weiteren sechs Wochen meinte sie jedoch, dass zwar das linke Knie bedeutend besser geworden ist, jedoch noch nicht ganz gut. Sie wollte noch einmal eine Blutegeltherapie machen lassen. Auch diese Therapie verlief ohne irgendwelche Probleme und die Wunden heilten auch dieses Mal sehr gut.
Die Patientin war mit dem Ergebnis zufrieden. Sie würde sich wieder melden, wenn wieder Probleme aufkommen würden.

Gonarthrose nach Brustkrebs

Als diese 76jährige Patientin in unsere Praxis kam konnte sie kaum laufen. Beide Kniegelenke waren sehr schmerzhaft. Sie hatte Probleme, ihre Hausarbeiten zu verrichten und ihren Haushalt auf Vordermann zu bringen. Vor 3 ½ Jahren hatte sie Brustkrebs und hat danach 6mal eine Chemotherapie und 36 Bestrahlungen hinter sich gebracht. Ibuprofen halfen ihr nicht mehr richtig. Außerdem bekam sie Medikamente gegen rheumatoide Arthritis, Antiöstrogene, Blutdrucksenker und Cholesterinsenker. Sie hatte multiple Gelenkschmerzen, besonders taten ihr die Fingergelenke weh und sie war sehr berührungsempfindlich.

Ihr Sohn hatte ihr von der Blutegeltherapie erzählt und meinte, dass dies noch eine Möglichkeit sei, positiv ihre Beschwerden zu beeinflussen.

In der ersten Sitzung bekam die Patientin die Blutegel an der Lendenwirbelsäule aufgesetzt.

Danach – sie hatte ziemlich stark nachgeblutet – ging es ihr gut. Die Beschwerdefreiheit hielt jedoch nicht an, deshalb setzen wir eine Woche später Blutegel ans rechte Kniegelenk.

Eine vorübergehende Kreislaufschwäche veranlasste uns zu kreislaufunterstützende Maßnahmen. Nach einer Woche ging es ihr wieder gut. In der Folge setzten wir nach und nach alle Medikamente bis auf das Antiöstrogen ab und ersetzten sie durch Phytotherapeutika. Sie hatte keine Gelenkbeschwerden mehr und konnte auf die Schmerzmittel verzichten.

Die Fingergelenke waren auch nicht mehr so schmerzhaft.

Nach weiteren 14 Tagen setzten wir ihr zum dritten Mal Blutegel auf. Dieses Mal wieder im Lendenwirbelsäulenbereich. Sie hatte eine deutlich schwächere Nachblutung und es ging ihr nach der Behandlung sofort sehr gut.

Ein paar Tage später nahmen wir uns jetzt das linke Kniegelenk vor. Die Wirkung der Blutegel am linken Kniegelenk war nicht so durchschlagend wie rechts. Das rechte Kniegelenk wies keinerlei Beschwerden mehr auf. Das linke schmerzte immer noch, wobei die Beschwerden sich jedoch merklich gebessert hatten.

Inzwischen war sie bei ihrem Hausarzt, der eine Blutuntersuchung machte und mit dem Ergebnis hoch zufrieden war. Jetzt nahm sie nur noch die Antiöstrogene ein.

Nach weiteren 8 Behandlungen war die Patientin an den Gelenken vollkommen beschwerdefrei.

Das Allgemeinbefinden hatte sich durch eine molekulare Therapie so gut erholt, dass sie wieder ihrem Alltag gerecht werden kann und sie voller Lebensfreude ist.

Gonarthrose, Schmerzen am Kniegelenk und Varikosis links

Die 76jährige Patientin kam mit Beschwerden am linken Knie zu uns in die Praxis. Sie hatte schon öfters in der Vergangenheit Blutegel ansetzen lassen, zuletzt nach einem Sturz. Die damalige Blutegelbehandlung hatte ihr sofort den Schmerz genommen. Sie konnte sich danach wieder vollkommen schmerzfrei bewegen. Spaziergänge und auch Wanderung konnte sie ohne Probleme unternehmen.

Die Beschwerden kamen sowohl durch eine venöse Stauung oberhalb der Kniekehle als auch einer Reizung des linken Schleimbeutels zustande. Die Haut war überempfindlich an dieser Stelle.
Wir setzten ihr die Blutegel verteilt auf die schmerzhaften Stellen auf. Sie spürte schon während der Behandlung eine deutliche Erleichterung und ein Nachlassen der Überempfindlichkeit.
Als die Blutegelbehandlung fertig war, fühlte sie sich schon bedeutend wohler.
Sie wollte sich in ein paar Tagen am anderen Knie auch Blutegel aufsetzen lassen, da sich dort neuerdings auch ein leichter Gelenkschmerz durch eine Arthrose bemerkbar machte.

Gonarthrose, Sprunggelenkverletzung nach Sturz, Venöse Stauungen, Durchblutungsstörungen, Zosterinfektion

Der inzwischen 69jährige Patient kam wegen ziemlich heftiger Beschwerden am rechten Kniegelenk und linken Sprunggelenk in unsere Praxis. Er war ein halbes Jahr vorher von der Leiter gefallen und hatte sich dabei die rechte Schulter verletzt. Diese wurde gleich darauf arthroskopiert. Danach war das Gelenk in Ordnung. Er hatte nur noch leichte Schmerzen. Während der Therapiezeit, ca. 6 Wochen später, wurde er noch von einem Bus angefahren. Dabei wurde sein rechtes Bein verletzt, die rechte Hand, sein rechtes Handgelenk. Die Finger konnte er nicht mehr richtig einbiegen. 3 Monate lang ging er zur Krankengymnastik und stellte dann fest, dass diese ihm nicht mehr hilft.
Außerdem sollte er am rechten Kniegelenk operiert werden. Man wollte ihm eine Schlittenprothese einsetzen. Diesen Termin wollte er nur ungerne wahrnehmen. Er hatte über die Blutegeltherapie gelesen und versprach sich eine Entlastung von seinen Beschwerden.
Akut kam er mit Bewegungseinschränkungen des Halses zu uns in die Praxis.

Diagnostisch war sein Blutdruck normal. Er nahm Schmerz- und Entwässerungsmittel ein.

Nach der Aufklärung setzten wir ihm zuerst Blutegel am Übergang der Halswirbelsäule zur Brustwirbelsäule auf. Nach der Blutegelbehandlung fühlte sich sein Nacken schon leichter an und er konnte den Kopf besser drehen.

Eine Woche später setzten wir ihm die Blutegel im Lendenwirbelsäulenbereich an. Beim nächsten Besuch verkündete er, dass jetzt sein rechtes Knie um ca. 40 % besser geworden ist, obwohl noch keine Behandlung an seinem Knie erfolgte.

Wir setzten die Blutegel im Halswirbelsäulen- und Schulterbereich auf. Diese Maßnahme war notwendig, weil der Patient noch über ein Ziehen, besonders an der linken Schulter bis zum Kopf hin, klagte. Dabei wurde auch gleichzeitig eine beidseitig verlaufende Zosterinfektion mitbehandelt, die ihm zusätzliche Beschwerden beim Drehen des Kopfes gemacht hatte. Nach der Behandlung waren die Zosterbeschwerden vollständig verschwunden. Er konnte den Hals problemlos wieder bewegen und die Oberarmgelenke beidseits waren vollständig schmerzfrei.

Nebenbei hatten wir auch die Ernährung besprochen und führten eine orthomolekularische Therapie durch.

Der untere Bereich beider Unterschenkel war bräunlich verfärbt. Dem Wunsch des Patienten, ihm die Blutegel dort am linken Unterschenkel aufzusetzen, konnte nicht entsprochen werden. Die Gefahr, bei ihm ein Ulcus zu verursachen, war zu groß. Deshalb setzten wir dem Patienten dann innerhalb von einer Woche zweimal Blutegel unterhalb des linken Kniegelenks im Bereich der intakten Haut auf.

Bei dem Aufsetzen auf das rechte Kniegelenk teilte er mit, dass er heute seinen OP-Termin gehabt hätte. Er hätte jedoch keinerlei Beschwerden mehr und war froh, eine für ihn akzeptable Therapie gefunden zu haben. Erfreulich war, als er 8 Tage später den nächsten

Blutegeltermin wahrnahm, die Blutegel wurden wiederum am rechten Kniegelenk angesetzt, dass sich die Haut im Bereich beider Unterschenkel leicht regeneriert hatte.
Mit dem Ergebnis der Behandlungen war der Patient hoch zufrieden. Er wollte eine Therapiepause einlegen um zu sehen, was sich weiterhin verändern würde.

Kniegelenkbeschwerden, Verschleiß der Halswirbelsäule und des rechten Schultergelenks

Mit Schmerzen am rechten äußeren Knie kam die 69jährige Patientin zu uns in die Praxis. Seit sechs Jahren litt sie unter Schmerzen durch einen Verschleiß an der Halswirbelsäule und der rechten Schulter. Das Knie machte ihr jedoch momentan mehr Beschwerden. Insgesamt wirkte die Patientin sehr unruhig und nervös.
Die sofort durchgeführte Blutegelbehandlung am rechten Knie führte zu einer fast vollständigen Schmerzfreiheit im Gelenk. Zur weiteren Behandlung wurden Salbenverbände verordnet. Auch erschien die Patientin jetzt wesentlich ruhiger und ausgeglichener.
Ihre Schmerzen im rechten Schultergelenk behandelten wir neuraltherapeutisch. Während dieser Zeit verschwanden die Kniegelenkbeschwerden völlig. Vier Monate später ließ sich die Patientin noch einmal Blutegel an der Lendenwirbelsäule aufsetzen. In der Zwischenzeit war sie völlig beschwerdefrei und beendete die Behandlung.

Muskelverspannungen im Halswirbelsäulen- und Schulterbereich

Die 63jährige Patientin war vor einigen Jahren bereits schon mal mit Blutegeln in unserer Praxis behandelt worden. Damals hatten wir ihr die Blutegel sowohl im Lendenwirbelsäulenbereich als auch am Kniegelenk angesetzt. Seit dem war sie dort beschwerdefrei. Jetzt machten ihr Verspannungen im Halswirbelsäulenbereich und am Schultergürtel solche Probleme, dass sie sich wieder in unserer Praxis einfand. Sie wollte sich – nach der guten Erfahrung – wieder Blutegel ansetzen lassen. Sie hoffte, dass ihr die Tierchen so gut helfen würden wie in früheren Jahren.
Die Blutegel wurden ihr im oberen Brustwirbelsäulenbereich und etwas versetzt auf den Schultergürtel aufgesetzt. Eine chiro-und neuraltherapeutische Behandlung eine Woche später bescherten ihr eine absolute Beschwerdefreiheit. Die Patientin war zufrieden und wollte sich melden, wenn erneut Probleme auftreten sollten.

Schmerzen am linken Schultergelenk

Seit Jahren machte der jetzt 60jährigen Patientin das linke Schultergelenk Beschwerden. Ihre Arbeit im Krankenhaus fiel ihr dadurch immer schwerer. Bereits vor einiger Zeit hatte sie sich Blutegel in unserer Praxis aufsetzen lassen. Dadurch wurden die Schmerzen erträglicher. Sie wollte jedoch noch eine weitere Verbesserung erreichen und kam deshalb erneut zu einer Blutegeltherapie.
Die Blutegel wurden auf das linke Schultergelenk gesetzt. Diese Behandlung ergab eine deutliche Verbesserung. So wie es ihr jetzt ging, war sie mit ihrem Zustand zufrieden. Sie würde sich bei uns melden, wenn die Beschwerden erneut schlimmer werden sollten.

Schmerzen am rechten Sprunggelenk, Einschlafstörung, Hüsteln

Als die 54jährige Patientin zu uns in die Praxis kam, konnte sie seit einigen Wochen nicht richtig einschlafen und hüstelte andauernd, besonders morgens nach dem Aufstehen.

Schon seit längerer Zeit schmerzte ihr das rechte Sprunggelenk im Bereich des rechten Außenknöchels beim Gehen. Neben schmerzhaften Muskelverspannungen, vor allem an der Halswirbelsäule, stellten wir fest, dass das rechte Bein kürzer als das linke war. Durch die ständige einseitige Überlastung war es verständlich, dass Schmerzen im rechten Sprunggelenk auftraten. Den Beinlängenunterschied korrigierten wir durch eine Sohlenerhöhung rechts.

Außer dieser Sohlenerhöhung führten wir bei ihr eine Blutegeltherapie durch. Die Tiere wurden direkt im Bereich des rechten Außenknöchels aufgesetzt. Sie bekam die Anweisung, den rechten Fuß für einige Zeit zu bandagieren.

Das Hüsteln behandelten wir mit homöopathischen Medikamenten. Auf die Blutegelbehandlung folgte eine chirotherapeutische. Bei einem Termin zur Nachkontrolle war das bandagierte Sprunggelenk völlig beschwerdefrei. Ohne Bandage war das Gelenk noch etwas empfindlich. Nach der Blutegelbehandlung waren auch ihre Einschlafstörungen verschwunden. Die Wirbelsäule war entspannt. Das Hüsteln war nur noch wenig vorhanden. Wir beendeten die Behandlung und empfahlen der Patientin, die Medikamente einige Zeit weiter zu nehmen.

Schmerzen in beiden Armen

Bei der 57jährigen Patientin bestanden in beiden Armen starke Schmerzen. Seit ungefähr zehn Tagen kribbelten ihr die beiden Arme bis in die Fingerspitzen. Die Finger waren völlig kraftlos und sie konnte sie nicht mehr zur Faust ballen.

Beim Halten von Gegenständen traten starke Schmerzen auf. Sie konnte nicht mehr selbst Auto fahren, weil sie aufgrund der Schmerzen und Kraftlosigkeit das Lenkrad nicht bewegen konnte. Die Schmerzen strahlten linksseitig bis in den Oberkörper aus. Ihre gesamte linke Brust wurde mit einbezogen.

Bei der Untersuchung stellten wir eine massive Verspannung im Halswirbelsäulen- und Schulterbereich fest, links ausgeprägter als rechts.

Zunächst führten wir drei chiro- und neuraltherapeutische Behandlungen durch, weil sich die Patientin keine Blutegel ansetzen lassen wollte. Diese hatten den Erfolg, dass sie ihr Fahrzeug wieder selbst führen konnte.

Dank der besseren Beweglichkeit fühlte sie sich allgemein wohler. Selbst die Schmerzen in den Fingerspitzen hatten nachgelassen.

In der Zwischenzeit hatte sie sich mit den Gedanken an eine Blutegelbehandlung angefreundet. So konnten wir der Patientin Blutegel an der Halswirbelsäule ansetzen.

Danach trat eine deutliche Besserung ihrer Beschwerden ein. Das Kribbeln war bis auf einen kleinen Rest in den Fingerspitzen der linken Hand verschwunden.

An der rechten Hand bestand nur noch eine geringe Abschwächung der Muskelkraft.

Es erfolgten insgesamt noch fünf neural- und chirotherapeutische Behandlungen. Danach war die Patientin beschwerdefrei.
Dies ist mittlerweile schon drei Jahre her. Bis heute sind die Beschwerden nicht wieder aufgetreten.

Der rasche Erfolg durch die Behandlungen ist für die Patientin immer noch ein kleines Wunder.

Wirbelsäulenschmerzen, Fingergelenkverschleiß rechts, „schnellender Finger" rechts

Die 57jährige Patientin kam zum ersten Mal in unsere Praxis und klagte über Hals- und Lendenwirbelsäulenbeschwerden. Dabei trat bei ihr ein Schmerz an der linken Zungenhälfte auf.
Nach einer chirotherapeutischen Behandlung setzten wir Blutegel auf. Die Patientin wurde dadurch im Wesentlichen beschwerdefrei. Im Abstand von jeweils sechs Monaten führten wir noch zwei weitere Blutegelbehandlungen durch. Danach war die Patientin dauerhaft beschwerdefrei.
Erst zehn Jahre später kam sie erneut zu uns in die Praxis. Dieses Mal bereitete ihr die rechte Hand Schmerzen. Am Zeige- und Mittelfinger bestand eine sehr schmerzhafte Arthrose. Zusätzlich hatte sich an diesen beiden Fingern noch ein „schnellender Finger" entwickelt.
„Schnellende Finger", auch Schnappfinger, entstehen durch eine Verdickung der Beugesehne und der Sehnenscheide. Beim Strecken der betroffenen Finger entsteht zunächst eine Streckhemmung. Geht dann die Verdickung mit einem Ruck durch die Sehnenscheide, kommt es zu einem Vorschnellen des Fingers. Diese Verengung muss operativ behoben werden.
Wir setzten der Patientin Blutegel auf die schmerzenden Gelenke auf. Dies bewirkte, dass die Gelenkschmerzen verschwanden. Das Schnappen der Finger konnten wir selbstverständlich nicht beeinflussen.

Wirbelsäulen-, Kniegelenk- und Sprunggelenkbeschwerden, Krampfadern

Mit Lendenwirbelsäulen- und Krampfaderbeschwerden kam die 67jährige Patientin zu uns in die Praxis. Nach einer einmaligen Blutegelbehandlung an der Lendenwirbelsäule waren diese Beschwerden fast verschwunden. Zwei Behandlungen an den Krampfadern beider Unterschenkel wurden durchgeführt. Daraufhin waren dort ihre Beschweren erheblich geringer. Ihre Beine fühlten sich wesentlich leichter an.

Als sie nach einem Jahr erneut in unsere Praxis kam, klagte sie über Beschwerden am rechten äußeren Kniegelenk. Dort setzten wir wiederum mit gutem Erfolg Blutegel auf. Vier Wochen später folgte eine Blutegelbehandlung an der Lendenwirbelsäule. Allerdings nicht wegen Rückenschmerzen – diese waren seit der ersten Blutegelbehandlung nicht wieder aufgetreten -, sondern nach der Entfernung von Darmpolypen, um den Darm über eine Segmenttherapie zu beeinflussen. Begleitend bauten wir bei ihr die Darmflora wieder auf.

In diesem Jahr erfolgten noch zwei Behandlungen an den Venen ihrer Unterschenkel. Daraufhin war sie erneut beschwerdefrei. Acht Monate später kam sie mit Beschwerden am rechten inneren Sprunggelenk. Vor zirka 30 Jahren war sie dort operiert worden und hatte bislang noch keine starken Beschwerden in diesem Gelenk gehabt. Nach einer Blutegelbehandlung war der Schmerz dort geringer, jedoch nicht weg. Wir führten zwei weitere Blutegelbehandlungen am rechten Sprunggelenk durch. Seitdem ist die Patientin beschwerdefrei und musste nicht wieder behandelt werden.

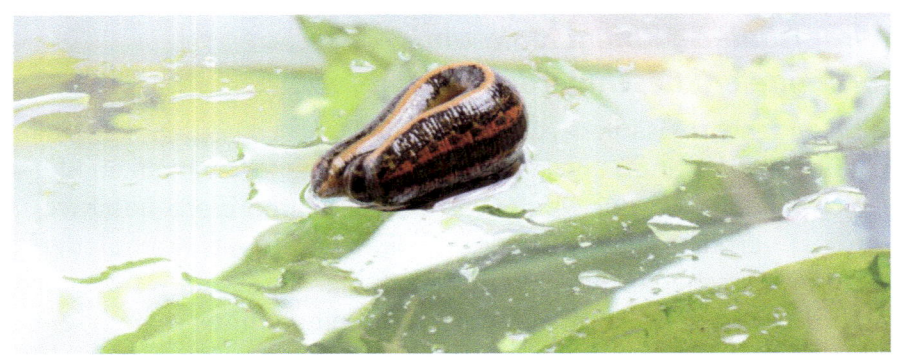

Erkrankungen an den Sehnen und Überlastungsbeschwerden

An den Sehnen können verschiedene Erkrankungen auftreten.
Es kann zu Überlastungen mit nachfolgenden Entzündungen der Sehnenscheiden kommen. Schmerzen durch Überlastungen können sehr langwierige Prozesse sein. Als typisches Beispiel kann die Sehnenscheidenentzündung an den Handgelenken gesehen werden. Wie in den vorhergehenden Fällen ist die Durchblutungsförderung ein wichtiger Faktor bei der Heilung. Die Blutegel werden immer so nah wie möglich an die Beschwerdestelle aufgesetzt.
Durch Zerrungen können die Sehnen gedehnt werden, und es können verschiedene Veränderungen an den Sehnen entstehen, die diese in ihrer Funktion beeinträchtigen und Schmerzen bereiten.
In unserer Praxis erscheinen oft Patienten mit solchen Sehnenproblemen. Bei vielen dieser Patienten führen wir mit gutem Erfolg eine Blutegelbehandlung durch. In diesen Fällen versuchen wir, die Blutegel möglichst an die Schmerzpunkte aufzusetzen. Falls Sehnen im Bereich der Handfläche oder Fußsohle betroffen sind, geht ein direktes Aufsetzen auf die schmerzenden Stellen nicht. Das würde zu große Schmerzen verursachen und den Heilungsprozess erschweren.

Überlastung des rechten Ellenbogens

Der 65jährige Patient klagte über Schmerzen am rechten Ellenbogen. Die Schmerzen traten erstmalig beim liegeradfahren auf, denn er ist begeisterter Liegeradfahrer. Beim Bergauffahren trat plötzlich ein stechender Schmerz im rechten Ellenbogen auf. Der Patient vermutete, dass die Zugluft des windigen Wetters die Ursache sei. Seit diesem Zeitpunkt sind die Schmerzen nicht mehr verschwunden.
5 Wochen später kam der Patient dann in unsere Praxis.
Allgemein ging es ihm gut, nur die seit Wochen bestehenden Probleme des rechten Armes störten seine Harmonie. Wenn er den Arm ganz durchdrückte, beschränkte sich der Schmerz um das Gelenk herum. Wenn er nachts auf dem Arm lag, wurde er wach. Morgens tat dann der Arm so weh, dass er meinte, er müsse sich jetzt unbedingt behandeln lassen. Ab und zu mal trat ein leichtes taubes Gefühl im rechten Daumen auf. Ansonsten war er vollkommen beschwerdefrei.
Bei der Untersuchung trat ein starker Druckschmerz am rechten Ellenbogen auf, etwas oberhalb des Gelenks.
Wir setzten die Blutegel an das schmerzende Ellenbogengelenk.
Die Nachbehandlung erfolgte noch mit Salbenverbänden.
Bei einem späteren Telefonat teilte mir der Patient erfreut mit, dass sein rechtes Ellenbogengelenk wieder absolut schmerzfrei ist.

Schmerzen an der rechten Achillessehne

Als der 54jährige Patient zu uns in die Praxis kam, klagte er über Schmerzen am Ansatzpunkt der Achillessehne im Bereich der rechten Ferse. Der Patient war schon früher bei uns in der Praxis wegen unterschiedlichen Beschwerden gewesen, die chiro- und neuraltherapeutisch behandelt wurden. Teilweise konnte ihm geholfen werden. Die Beschwerden, die bestehen blieben, waren zum größten Teil durch einen Schlaganfall ausgelöst worden, den der Patient 16 Jahre zuvor erlitten hatte. Das Beschwerdebild bestand schon zu lange, als dass eine Blutegelbehandlung wirksam hätte sein können. Bei dem jetzt neu aufgetretenen Sehnenschmerz führten wir eine neuraltherapeutische Behandlung durch. Nach dieser war der Patient beschwerdefrei. Als er zehn Monate später mit Schmerzen an

der Achillessehne beider Füße zu uns kam, setzten wir ihm an die schmerzhaften Bereiche an beiden Seiten Blutegel an. Bereits am nächsten Tag hatten sich die Beschwerden so deutlich gebessert, dass eine weitere Behandlung nicht notwendig war.
Als der Patient acht Jahre später zu uns in die Praxis kam, berichtete er, dass er in den vergangenen Jahren keine Fersenschmerzen mehr gehabt hatte.

Überlastung der Handgelenke mit Schwellung

Vor einem Jahr war bei der jetzt 73jährigen Patientin ein künstliches rechtes Hüftgelenk eingesetzt worden. Danach musste sie für lange Zeit an Krücken gehen.
Zu uns kam sie, weil seit einiger Zeit Schwellungen und Schmerzen an den Handgelenken aufgetreten waren, die sich bis in die Unterarme zogen. Wir stimmten ihr zu, dass dies vermutlich eine Folge des langen Krückengehens sei.
Bei der ersten Blutegelbehandlung setzten wir ihr die Tiere an beiden Handgelenken auf. Danach konnte sie das linke Gelenk schmerzfrei bewegen. Im rechten bestanden noch leichte Schmerzen. Die

Schwellungen waren an bei den Handgelenken deutlich zurückgegangen.

Einen Monat später erfolgte eine erneute Blutegelbehandlung. Dies bewirkte, dass die Schwellungen und Schmerzen an beiden Handgelenken völlig verschwanden.

Zur Behandlung von muskulären Verspannungen an der Halswirbelsäule folgten noch zwei chiro- und neuraltherapeutische Behandlungen. Als sich die Patientin drei Monate später telefonisch meldete, berichtete sie, dass ihre Handgelenke vollkommen in Ordnung seien und sie sich gut fühle. Mit diesem guten Ergebnis schlossen wir die Behandlung ab.

Überlastung der Daumenstrecksehne mit Gefäßruptur

Die inzwischen über 80jährige Patientin wurde schon seit fünfzehn Jahren immer wieder wegen Wirbelsäulenbeschwerden chiro- und neuraltherapeutisch sowie mit Blutegeln behandelt.

Jetzt kam die Patientin jedoch mit einer schmerzhaften Gewebeschwellung, die durch eine kleine Gefäßruptur nach einer Überanstrengung am rechten Daumengrundgelenk auftrat, zu uns.

Es hatte sich ein Bluterguss am Daumengrundgelenk gebildet. Sie konnte die Hand dadurch nicht mehr richtig benutzen.

Da sich die Schwellung auch im Sehnenverlauf auf der Daumenrückseite befand, vermuteten wir eine Überlastung der Sehnen. Wir setzten der Patientin Blutegel an das Grundgelenk auf den Bluterguss auf. Danach war sowohl der Schmerz als auch die Schwellung verschwunden.

Hallux valgus

Bei einem Hallux valgus weicht die große Zehe von der Mittellinie ab. Sie ist gegen den Außenrand des Fußes gerichtet. Dabei steht das Großzehengrundgelenk hervor. Durch unpassendes Schuhwerk oder andere Umstände kann es zu akuten Beschwerden in diesem Gelenk kommen. Durch die Blutegelbehandlung kann die Fehlstellung der Zehe nicht beseitigt werden. Bei akuten Schmerzzuständen kann sie jedoch eine starke Erleichterung bringen.
Wie bei den oben erwähnten Schmerzen an den Gelenken werden die Blutegel auch in diesen Fällen direkt am Gelenk angesetzt. Dabei muss man beachten, dass die Tiere im Bereich des Fußrückens beißen. Setzen sie zu weit seitlich an, ist das schmerzhafter, da dort die Haut – in Richtung Fußsohle – empfindlicher wird.

Reizzustand eines Hallux valgus

Die 73jährige Patientin kam zu uns mit Schmerzen am rechten Großzehengrundgelenk. Beim Betrachten des Fußes fiel ein Hallux valgus auf. Das Großzehengrundgelenk war druckschmerzhaft. Wir vermuteten eine Reizung des Gelenkes durch die Fehlbelastung aufgrund der Fehlstellung im Gelenk.
Nach einer einmaligen Blutegelbehandlung mit nur vier Blutegeln war die Patientin schmerzfrei. Das Grundproblem der Fehlstellung des rechten großen Zehs konnten wir durch die Blutegelbehandlung selbstverständlich nicht beheben.

Verletzungen, Unfälle und Zerrungen

Schmerzen, die als Folge von Verletzungen oder Unfällen entstehen, sind ein dankbares Gebiet für die Blutegeltherapie. Meistens bestehen begleitend Blutergüsse und Gewebeschwellungen, die direkt durch die Blutegel abgebaut werden. Dadurch wird das Gewebe deutlich entlastet.
Wir haben beobachtet, dass die Blutegel in der Lage sind, geronnenes Blut wieder aufzulösen und zu verflüssigen, so dass der Körper den bzw. die Blutergüsse besser für sich verarbeiten kann oder nachfolgend das ehemals geronnene und jetzt verflüssigte Blut durch die Wunde des Blutegelbisses ausgeschieden wird.
Infolge der verbesserten Durchblutung wird auch die Wundheilung gefördert. Sie schreitet rascher und mit weniger Komplikationen voran.
Prinzipiell können Blutegel bei jeder Art von Verletzung angewendet werden.
Unter Zerrungen versteht man Bänderüberdehnungen an Gelenken bei einer Abstützbewegung, beim Umknicken des Knöchels oder Ähnlichem. Oft sind sie sehr schmerzhaft und machen für lange Zeit

Beschwerden, auch wenn an den Bändern direkt keine Schäden feststellbar sind.
Bei Zerrungen wird der akute Schmerz durch eine Blutegelbehandlung rasch gelindert. Die bessere Durchblutung unterstützt eine schnelle Heilung der Bänder. Oft vorhandene Blutergüsse werden aufgelöst. Dadurch kann sich auch das umgebende Gewebe schneller regenerieren.
Für diese Patienten gilt das Gleiche wie für die Fälle im vorigen Kapitel. Die Tiere werden möglichst auf die schmerzenden Stellen oder so nahe wie möglich aufgesetzt.
Steißbeinprellungen und Quetschungen sind stärker schmerzhaft und brauchen länger zum Ausheilen als Zerrungen.

Kniegelenkbeschwerden mit Hämatom nach Unfall, Bandscheibenschäden, Gonarthrose, Coxarthrose, Kopfschmerzen

Der 70jährige Patient ist schon seit Jahren bei uns in Behandlung. Seine Beschwerden bestehen schon von Jugend auf und haben sich im Laufe der Jahre wesentlich verstärkt und manifestiert. Sie äußern sich in ständigem Kopfschmerz. Dazu trug auch die starke Fehlstellung seiner Augen bei, die vor ein paar Jahren erst korrigiert werden konnte. Er entwickelte eine Arthrose im Wirbelsäulenbereich, besonders der Hals- und Lendenwirbelsäule mit teilweiser Versteifung samt Beckenschiefstand und Bandscheibenvorfälle.
Blutegeltherapien haben ihm immer wieder geholfen, die Beschwerden zu ertragen und ihn zu entspannen.
Nach einer längeren Blutegeltherapiepause bat er um das Ansetzen von Blutegeln auf das rechte Kniegelenk, da er vor ein paar Tagen gestürzt war. Er wusste, dass der Schmerz nach einem Sturz schnell nachlässt, wenn Blutegel auf die verletzte Stelle gesetzt werden.
Die Untersuchung ergab ein kleines Hämatom an der Kniescheibe und leichter Druckschmerz beim Abtasten des Gelenkes.

Wir setzten ihm die Blutegel auf die schmerzenden Stellen und auf das Hämatom auf. Zwei Tage nach der Blutegeltherapie war der Patient schmerzfrei. Auch zu keinem späteren Zeitpunkt traten in diesem Bereich wieder Probleme auf.

Er war sehr zufrieden, dass er sich gleich an uns gewandt hat. Die Tierchen taten ihm einfach gut.

Nach dieser positiven Erfahrung bat er mich um das Ansetzen von Blutegeln im Halswirbelsäulen-Bereich.

Als er sich vier Monate später den rechten Fuß verletzte und der Innenknöchel angeschwollen war kam er erneut zur Blutegelbehandlung. Mit einer Nachbehandlung war die Schwellung zurückgegangen und der Fuß war beschwerdefrei.

Nach weiteren zwei Monaten setzen wir ihm Blutegel an das rechte Knie an der Innenseite unterhalb des Kniegelenkes auf. Durch die Fehlstellung der Lendenwirbelsäule hatte sich eine Gonarthrose entwickelt hatte. Der Schmerz an dem Kniegelenk war nach der Blutegelbehandlung verschwunden.

Der Patient ist aufgrund seiner vielfältigen Erkrankungen regelmäßig bei uns in Behandlung. Doch immer, wenn er Beschwerden hat und er über Schmerzen klagt, helfen ihm die Blutegel darüber hinweg. Er gewinnt dadurch immer wieder ein Stück an Lebersqualität zurück.

Kniescheibenverletzung und Bänderzerrung bei der Gymnastik

Die 54jährige Patientin hat sich bei der Gymnastik das linke Knie verletzt. Sie war zu ihrer allwöchentlichen Gymnastik gegangen und bei einer Übung ausgerutscht und auf das linke Knie gefallen. Die Kniescheibe hatte sich dabei etwas seitlich verschoben. Nach dem sie diese wieder in die richtige Position gebracht hatte (bei ihr trat dieses Problem schon häufig auf), traten erhebliche Schmerzen auf. Sie hat das Knie bandagiert und Eis darauf gepackt, um ein zu starkes Anschwellen des Gelenks zu verhindern.

Der erste Weg war dann in unsere Praxis, um sich Blutegel ans Knie ansetzen zu lassen. Wir fanden ein dick geschwollenes linkes Kniegelenk, seitlich innen und außen durch den Bluterguss gelblich verfärbt, vor. Es wurden ihr seitlich innen und unterhalb der Kniescheibe Blutegel aufgesetzt. Die Nachblutung dauerte ca. 14 Stunden.

Nach 7 Tagen kam die Patientin wieder in unsere Praxis. Das linke Kniegelenk war erheblich abgeschwollen. Die gelbliche Färbung hatte sich verflüchtigt. Es war nur noch eine leichte Schwellung an beiden Seiten vorhanden. Allerdings konnte die Patientin das linke Bein noch nicht richtig beugen, so dass sie mit einer Gehhilfe unterwegs war.

Dieses Mal setzen wir ihr die Blutegel unterhalb der Kniescheibe an. Sie bemerkte, dass sie die Blutegeltherapie dieses Mal bis in den Rücken spürt, was die Woche zuvor nicht der Fall gewesen war. Die Bisse der letzten Woche waren noch deutlich zu sehen. Nach der Behandlung fühlte sich die Patientin wieder ein gutes Stück besser. Sie versprach, die Behandlung noch einmal zu wiederholen, wenn noch Restbeschwerden vorhanden sein sollten.

Nach weiteren 14 Tagen kam sie noch einmal in die Praxis, um sich ein drittes Mal die Blutegel auf die noch vorhandene, kaum sichtbare Schwellung aufsetzen zu lassen, denn so richtig konnte sie das Knie noch nicht beugen. Eine kernspintomografische Untersuchung, die sie vorsichtshalber hatte machen lassen, brachte keine neuen Erkenntnisse. Es bestand die gute Hoffnung, mit einer erneuten Blutegelbehandlung die Restbeschwerden beseitigen zu können.

Nach weiteren 10 Tagen kam sie zu einer letzten Blutegeltherapie. Sie konnte danach das Kniegelenk ein weiteres Stück beugen. Die Nachbehandlung erfolgte mit Salbenumschlägen, Injektionen, Massagen des Kniegelenks und Physiotherapie.

Sie war glücklich und strahlte über den Erfolg dieser natürlichen Heilmethode. Immer wieder bemerkte sie, und bestätigte jedem der sie nach ihrer Behandlungsart und Heilung fragte, dass ihr „ihre" Blutegel mal wieder sehr geholfen haben.

Prellung am rechten Außenknöchel

Durch häufig sich wiederholende starke Anprellungen mit dem Fußball litt der 26jährige Patient unter Schmerzen im Bereich des rechten Außenknöchels. Diese Beschwerden traten auf, wenn er den Fuß streckte. Dadurch hatte er auch beim Gehen Abrollprobleme.
Wir setzten ihm wenige Blutegel an den rechten Außenknöchel. Mit dieser einmaligen Behandlung war der Patient beschwerdefrei und konnte seiner sportlichen Aktivität weiterhin nachgehen.

Prellung linker Brustkorb

Durch einen Sturz hatte sich der 47jährige Patient eine Prellung der linken unteren Rippen zugezogen. Dies bereitete ihm vor allem bei der Atmung Schwierigkeiten.

Auf die am meisten druckschmerzhaften Stellen setzten wir Blutegel auf. Bei der Nachkontrolle waren sämtliche Beschwerden verschwunden. Sie traten nicht mehr auf. Eine weitere Behandlung war nicht notwendig.

Quetschung des rechten Mittelfingers

Der erst 7jährige Patient hatte sich den rechten Mittelfinger beim Spielen gequetscht. Es bestanden Schmerzen im Endgelenk. Eine leichte Schwellung und Rötung dieses Gelenkes war zu sehen.

Diesem kleinen Patienten setzten wir nur einen einzigen Blutegel direkt auf das betroffene Gelenk. Nach der Behandlung war er ganz stolz, dass ihm ein Blutegel angesetzt worden war. Der angelegte große Verband machte ihn überglücklich.

Besonders erfreulich war, dass auch sein Schmerz im Mittelfingergelenk fast verschwunden war. Zur völligen Ausheilung genügten wiederholt durchgeführte Salbenverbände.

Schmerzen am rechten Kniegelenk und Zerrung des rechten Sprunggelenks

Als der 25jährige Patient das erste Mal zu uns in die Praxis kam, klagte er über Stiche im rechten Kniegelenk. Diese traten bei der Bewegung auf. Vor allem während des Handballspielens bereitete ihm das große Probleme.

Beim Abtasten gab er einen Druckschmerz im Bereich des Innenbands des rechten Knies an. Eine neural- und chirotherapeutische Behandlung brachte ihm keine Erleichterung. Das Gleiche galt zunächst für die durchgeführte Blutegelbehandlung.

Als der Patient allerdings zwei Jahre später erneut in unsere Praxis kam, berichtete er ganz begeistert, dass er seit der Blutegelbehandlung vor zwei Jahren keine Schmerzen mehr in seinem rechten Kniegelenk gehabt habe. Jetzt hatte er sich eine Zerrung des rechten

Sprunggelenkes zugezogen und sofort an die Blutegelbehandlung gedacht.
Diese führten wir auch gleich durch. Danach waren die Beschwerden im Sprunggelenk deutlich geringer. Eine weitere Behandlung war nicht notwendig.
Wiederum zwei Jahre später kam er zu einer Blutegelbehandlung in unsere Praxis. Beim Handball hatte er sich zum zweiten Mal das rechte Knie verletzt. Nachdem ihm die Egel bereits schon zweimal so gut geholfen hatten, kam für ihn nur diese Behandlung infrage.
Danach war er beschwerdefrei. Wir empfahlen ihm, bei besonderen Belastungen für einige Zeit eine Bandage zu tragen, um das Innenband zu stabilisieren. Seitdem hat sich der Patient keine neuen Verletzungen mehr zugezogen.

Splitter im rechten Zeigefinger

Die 40jährige Patientin kam mit einem Splitter im rechten Zeigefinger. Die Eintrittsstelle hatte sich entzündet. Der gesamte Zeigefinger war mittlerweile rot, überwärmt und geschwollen. Dadurch war der Finger extrem schmerzhaft.
Es war eine rasche und unkomplizierte Behandlung notwendig, da die Patientin selbständig tätig war und sich einer längeren Berufsausfall nicht leisten konnte.
Wir setzten in die Nähe der Eintrittsstelle des Splitters wenige Blutegel auf. Der Zeigefinger schwoll ab und die Schmerzen waren verschwunden. Der Splitter war nicht auffindbar. Die Patientin konnte ihn selbst auch nicht mehr spüren. Wir vermuteten, dass der Splitter mit der Nachblutung ausgeschwemmt wurde. Der Finger heilte ohne weitere Behandlung rasch und komplikationslos ab.

Steißbeinprellung

Durch Stürze auf das Gesäß entstehen in aller Regel Steißbeinprellungen. Diese sind sehr schmerzhaft. Der starke Schmerz entsteht unter anderem durch die Beteiligung der Knochenhaut, in der sich viele Nerven befinden. Es gibt Patienten, die Jahre später immer noch unter den Folgen eines Sturzes auf das Steißbein zu leiden haben. Jahrelang waren die Patienten nach der akuten Prellung beschwerdefrei. Doch nach 20-30 Jahren beginnen dann oft langanhaltende Beschwerden.

Eine Steißbeinprellung kann Auswirkungen auf die Statik der Wirbelsäule und der angrenzenden Muskulatur haben. So gibt es Patienten, bei denen direkt am Steißbein kein Schmerz bestand, die jedoch über Beschwerden an der Wirbelsäule klagten. Bei diesen wird das Steißbein chirotherapeutisch behandelt und die Rückenschmerzen verschwinden.

Eine Blutegelbehandlung hilft hier ebenso wie bei der Zerrung rasch und effektiv, den Schmerz zu verringern. Bei Prellungen spielen sicher die verbesserte Durchblutung und die Auflösung von Blutergüssen eine große Rolle, wahrscheinlich eine noch größere als bei Zerrungen, da Quetschungen Gewebe mehr zerstören als Dehnungen. Wie bei den Zerrungen werden die Blutegel direkt auf den schmerzenden Punkt gesetzt.

Steißbeinprellung

Die 61jährige Patientin war bei Glatteis ausgerutscht und auf das Gesäß gefallen. Seitdem schmerzte ihr das Steißbein so stark, dass sie kaum sitzen konnte. Über dem Steißbein sah man eine bläuliche Verfärbung. Sie gab einen starken Druckschmerz an.
Nach einer einmaligen Behandlung mit Blutegeln, die direkt auf das Steißbein gesetzt wurden, waren die Schmerzen weg.

Zerrung der Innenbänder am rechten Knie

Hinkend kam die 14jährige Patientin in unsere Praxis. Beim Weitsprung war sie mit dem rechten Bein umgeknickt und hatte seit dem große Schmerzen am rechten Knie. Das Knie war stark geschwollen und in seiner Bewegung massiv eingeschränkt. Es bestand ein Bluterguss an der Innenseite des Knies.

Da die Patientin noch sehr jung war, setzten wir ihr nur zwei Blutegel auf. Die Tiere wurden direkt auf den Bluterguss gesetzt.

Sofort nach der Behandlung waren die Schmerzen weg und sie konnte das Knie frei bewegen. Auch später traten an dem Knie keine Beschwerden auf.

Zerrung des rechten Sprunggelenks

Vor vier Wochen hatte sich der 25jährige Patient eine Zerrung der Außenbänder am rechten Sprunggelenk zugezogen. Als er zu uns in die Praxis kam, bestand keine Schwellung mehr. Das Sprunggelenk schmerzte jedoch bei jeder Bewegung.

Zuerst versuchen wir eine Behandlung mit Salbenverbänden und Bandagen, da der Patient von dem Vorschlag, eine Blutegelbehandlung sofort durchzuführen, nicht begeistert war. Die Salbenverbände und Bandagen brachten nur ein unbefriedigendes Ergebnis.

Deshalb wurden ihm 14 Tage später dann doch an die schmerzenden Stellen im Bänderverlauf Blutegel angesetzt. Danach waren die Beschwerden sofort verschwunden. Trotzdem wurde der Patient von uns aufgefordert, das Sprunggelenk für einige Tage noch zu bandagieren. Es traten keine weiteren Beschwerden auf.

Zerrung linker Arm und linker Fuß

Bei einem Sturz im Haus hatte sich die 56jährige Patientin den Arm verdreht. Bei starker Beugung und Streckung hatte sie Schmerzen. Außerdem hatte sie einen Druckschmerz und einen Bluterguss um das linke Ellenbogengelenk. Wir setzten am Ellenbogengelenk Blutegel auf. Am nächsten Tag hatte sich der Druckschmerz bis auf ein kleines Gebiet am Ellenbogenknochen verkleinert. Der Bluterguss war fast völlig verschwunden. Die Beweglichkeit war deutlich besser und schmerzfreier geworden.

In den nächsten vier Wochen erhielt die Patientin eine Magnetfeldtherapie und danach noch einmal eine Blutegelbehandlung, um den verbliebenen Schmerz völlig zu beseitigen. Danach war die Patientin schmerzfrei. Nur die Beweglichkeit des Ellenbogens war nicht völlig wieder hergestellt, so dass sie den Arm nicht ganz durchstrecken konnte. Um die Muskulatur im Bereich der linken Halswirbel-

säule und Schulter zu entspannen, führten wir eine chirotherapeutische Behandlung durch. Zusätzlich wurden ihr ein paar krankengymnastische Übungen für zuhause gezeigt.
Neun Monate später erschien die Patientin erneut in der Praxis. Dieses Mal hatte sie sich den linken Fuß übertreten. Da sie seit der vorherigen Armverletzung von der guten Wirkung der Blutegel überzeugt war, setzten wir Blutegel an Innen- und Außenknöchel des linken Fußes. Schon am nächsten Tag hatte sie nur noch minimale Restbeschwerden. Der Fuß wurde noch einige Tage bandagiert, danach waren auch die restlichen Beschwerden verschwunden.
Ihren Ellenbogen konnte sie zu diesem Zeitpunkt beschwerdefrei bewegen. Durch die krankengymnastischen Übungen hatte sie die völlige Beweglichkeit des Armes zurückerlangt.
Die Patientin war mit den Erfolgen durch die Blutegelbehandlung voll zufrieden.

Zerrung der Halswirbelsäule

Durch einen Auffahrunfall vor zwei Monaten hatte die 58jährige Patientin eine Zerrung an der Halswirbelsäule erlitten. Immer noch plagten sie die Schmerzen.
Durch Auto- und Fahrradunfälle hatte sich die Patientin schon mehrere Brüche am rechten Bein zugezogen. So hatte sie mit 24 Jahren einen Bruch des Waden-, Schienbein- und Oberschenkelknochens. Infolge einer dadurch entstandenen Verdrehung im Bein bestanden seit dieser Zeit Kniegelenkbeschwerden. Bei einem Fahrradunfall vor zwei Jahren hatte sie sich ebenfalls am rechten Knie einen Bruch der Kniescheibe zugezogen.
Mit den durch Unfälle entstandenen Beschwerden konnte sie recht gut leben. Die akuten Schmerzen an der Halswirbelsäule stören sie jedoch so, dass sie zu uns in die Praxis kam. Nach einer Blutegel- und chirotherapeutischen Behandlung war die Patientin beschwerdefrei, sodass eine weitere Therapie nicht notwendig war.

Knochenbrüche

Knochenbrüche sind schmerzhafte und mit vielen Umständen verbundene Ereignisse. Häufig muss ein Gips angelegt oder sogar eine Operation durchgeführt werden. Begleitend bei Knochenbrüchen treten Gewebeschwellungen, Blutergüsse und eine erhöhte Stoffwechselaktivität in dem betroffenen Bereich auf. Dank der durchblutungsfördernden, blutgerinnungshemmenden und abschwellenden Wirkung der Blutegel wird ein günstiger Effekt auf verschiedenen Ebenen des Bruches erzielt. Die Wundheilung wird besonders bei Knochenbrüchen infolge der Durchblutungssteigerung stark gefördert.
Die Blutegel werden bei der Nachbehandlung von Knochenbrüchen auf der Haut im Bereich des Bruchs aufgesetzt. Falls der Knochenbruch operiert wurde, setzen wir die Tiere auf die Narbe auf. Dadurch wird der Narbenbereich besser durchblutet, das Gewebe heilt rascher und es entstehen später weniger Narbenbeschwerden.

Bruch des rechten Oberschenkels und Bänderriss im rechten Kniegelenk

Vor 16 Jahren hatte sich die 68jährige Patientin einen Oberschenkelbruch des rechten Beines und einen Bänderriss im rechten Kniegelenk zugezogen. Sie musste am Knie operiert werden und erhielt ein Ersatzband eingesetzt.

In den Jahren nach diesem Ereignis war sie relativ beschwerdefrei. Jetzt hatte sie an dem Bein so starke Beschwerden, dass sie etwas unternehmen musste. Ansonsten war die Patientin gesund. In den vergangenen Jahren war sie nie ernsthaft krank gewesen. Aufgrund der Kniebeschwerden und der dadurch folgenden Schonhaltung hatte sie Schmerzen an der Lendenwirbelsäule.

Nach einer chirotherapeutischen Behandlung setzten wir der Patientin Blutegel an der Lendenwirbelsäule auf. Danach folgte nochmals eine chirotherapeutische Behandlung. Damit konnten wir die Therapie abschließen. Die Patientin war jetzt völlig beschwerdefrei.

Bruch des rechten Unterarms

Bei einem Unfall hatte sich der 26jährige Patient den rechten Unterarm kurz unterhalb des Ellenbogengelenkes zweifach gebrochen. Vier Monate später, als er in unsere Praxis kam, hatte er starke Schmerzen im Ellenbogengelenk. Wir setzten ihm Blutegel im Bereich der geschlossenen Bruchspalten auf.

Erst sieben Monate später erschien der Patient erneut in unserer Praxis. In der ganzen Zeit war das Gelenk beschwerdefrei gewesen. Aufgrund des Bruches war der Arm nicht mehr so belastbar. Dadurch traten vermehrt Verspannungen in der Unter- und Oberarmmuskulatur auf, die sich inzwischen in den Schulter- und Halswirbelsäulenbereich fortsetzten.

Bei einer Röntgenaufnahme wurde als Folge des Bruches ein Gelenkverschleiß im rechten Ellenbogengelenk festgestellt.

Aufgrund der starken Verspannungen führten wir eine chirotherapeutische Behandlung durch. Da die Verspannungen eine Folge der Problematik im Ellenbogengelenk darstellten, wurden erneut Blutegel an das Ellenbogengelenk aufgesetzt. Danach konnte der Patient den Arm wieder voll belasten und es traten keine Verspannungen der Muskulatur mehr auf. Seither musste er nicht erneut behandelt werden.

Operationen

Mit guten Erfolgen setzen wir die Blutegel auch bei Narbenbeschwerden nach Operationen und Verletzungen ein.
Oft kommen Patienten nach Operationen zu uns. Sie klagen über lang anhaltende Narbenschmerzen, noch bestehende Blutergüsse, Wundheilungsstörungen und ähnliche Probleme. All diese Beschwerden können durch eine Blutegelbehandlung günstig beeinflusst werden. Die verbesserte Durchblutung fördert die Wundheilung, Blutergüsse werden aufgelöst und der Narbenschmerz verringert sich.
Die Blutegel werden im Bereich der Operationsnarben aufgesetzt. Falls Blutergüsse sichtbar oder tastbar sind, setzen wir dort einige Tiere auf. Die genaue Anzahl und die Verteilung der Tiere werden nach dem jeweiligen Patienten sowie dem Zustand der Narbe und deren Umgebung bestimmt. Durch eine Blutegeltherapie wird die Narbe weicher und somit weniger schmerzhaft.

Brustverkleinerung

Bei der 45jährigen Patientin wurden die Brüste operativ verkleinert. Schon während der Operation war abzusehen, dass sich in der rechten Brust ein großer Bluterguss bilden würde. Der Operateur empfahl, sofort am nächsten Tag eine Blutegelbehandlung durchführen zu lassen. Daraufhin setzten wir der Patientin auf beide Brüste Blutegel auf.

Bereits während der Behandlung spürte sie eine Erleichterung durch Nachlassen des Druckschmerzes. Nach der Behandlung sah man eine deutliche Aufhellung der Blutergüsse. In den nächsten sieben Tagen wurden drei weitere Blutegelbehandlungen an der rechten Brust vorgenommen. Der Bluterguss löste sich daraufhin rasch auf und die Wundheilung verlief komplikationslos.

Entfernung von einem Fettgewebsgeschwulst an der rechten Hand

Vor vier Wochen war bei der 62jährigen Patientin eine gutartige Fettgewebegeschwulst am rechten Handgelenk operativ entfernt worden. Sie kam zu uns in die Praxis, weil die Narbe gerötet, geschwollen und schmerzhaft war. Durch Aufsetzen von Blutegeln direkt auf die Narbe bildete sich der Reizzustand der Narbe vollständig zurück. Die Narbenschmerzen waren verschwunden.

Kniegelenkbeschwerden rechts nach einer Operation

Bei der 27jährigen Patientin war bereits vor sieben Jahren eine Operation an der rechten Kniescheibe durchgeführt worden. Seitdem hatte sie ständig Schmerzen in diesem Knie, die durch eine Gewichtszunahme verstärkt wurden. Neben Hals- und Brustwirbelsäulenbeschwerden traten des Öfteren Schwindel auf, außerdem hatte sie Kreislaufprobleme. Noch am selben Tag führen wir eine chirotherapeutische Behandlung durch. Diese wurde nach zwei Wochen wiederholt. Im Anschluss daran erfolgte eine Blutegelbehandlung am rechten Knie.

Als die Patientin eine Woche später zu uns kam, waren die Schmerzen am rechten Kniegelenk vollkommen weg. Auch sonst fühlte sie sich völlig in Ordnung. Sowohl die Wirbelsäulenbeschwerden als auch der Schwindel und die Kreislaufprobleme waren verschwunden. Eine weitere Therapie war nicht notwendig.

Krebsoperation an der linken Brust

Bei der 61jährigen Patientin war an der linken Brust Krebs festgestellt worden. Es wurde der Krebs entfernt, ihre Brust konnte erhalten werden. Die Patientin begann mit einer Misteltherapie, die sie bis heute durchführt.

Nach Ausheilung der Wunde war die Narbe sehr schmerzhaft. Zusätzlich bestand in der Tiefe der Brust ein großer Restbluterguss. Durch Punktionen im Krankenhaus konnte dieser verkleinert werden, verschwand jedoch nicht ganz. Aus diesem Grund setzten wir der Patientin auf die Brust Blutegel auf. Dies brachte ihr eine große Erleichterung. Da bei der Patientin Lymphstauungen am linken Arm auftraten, setzten wir in den vergangenen Jahren regelmäßig Blutegel im Bereich der Brust und linken Schulter auf. Nach dieser Behandlung spürte sie eine Entlastung in diesem Arm. Durch regelmäßig durchgeführte Lymphdrainagen konnte die Zunahme der Lymphstauung verhindert werden. Heute hat die Patientin in der Brust keine Schmerzen mehr.

Narbenschmerzen und Krampfadern

Die 46jährige Patientin war schon seit einigen Jahren bei uns in Behandlung. Wegen Kopfschmerzen, Krampfaderbeschwerden und Hämorrhoiden war sie neben neural- und chirotherapeutischen Verfahren bereits häufiger mit Blutegeln behandelt worden.

Als sie jetzt in die Praxis kam, berichtete sie uns, dass sie vor zehn Monaten wegen eines Krebsgeschwürs am Dickdarm und an der Leber operiert worden war. Es ging ihr wieder ganz gut. Doch die Narbe der Leberoperation bereitet ihr immer wieder Schmerzen.

Wir setzten ihr die Blutegel direkt auf die Lebernarbe. Im Kapitel „Die Nebenwirkungen der Blutegelbehandlung" führten wir aus, dass bei Patienten mit Lebererkrankungen die Nachblutung verstärkt und/oder verlängert auftritt. Dies war hier der Fall. Vor der Blutegelbehandlung klärten wir die Patientin über die zu erwartende verstärkte Nachblutung auf. Aufgrund der bereits vorhandenen Erfahrung konnte sie gut damit umgehen. Bei einem späteren erneuten Blutegeltermin wegen ihrer Krampfadern berichtete sie, dass sie die Narbe nach der letzten Blutegelbehandlung nicht mehr gespürt habe. Für ihre Krampfadern war danach keine Behandlung mehr notwendig.

Erkrankungen der Gefäße

Bei Gefäßerkrankungen muss zwischen Erkrankungen der Venen und Arterien unterschieden werden.

Venen sind die Gefäße, die das Blut von den Organen, Muskeln und Kapillaren weg zum Herzen hin transportieren. Bei Venen treten vor allem Krampfadern als Erkrankungen auf. Krampfadern sind Aussackungen der Venenwände. Dies betrifft überwiegend die Beine.

Ursache ist in den meisten Fällen eine Bindegewebsschwäche, die in aller Regel angeboren ist. Selten gibt es andere Ursachen für Krampfadern. Durch Berufe mit vorwiegend stehender oder sitzender Tätigkeit, zum Beispiel Verkäuferin, Friseurin oder Büroangestellte, wird die Bildung von Krampfadern gefördert.

Zur Beförderung des Blutes in den Venen zurück zum Körperstamm werden die Muskeln der Beine benötigt. Da die Venen nur wenig eigene Muskulatur besitzen, sind sie auf die Hilfe der Beinmuskulatur angewiesen. Bei stehenden oder sitzenden Berufen werden die Beinmuskeln nicht oder nur wenig bewegt. Dadurch kommt es zum Stau des Blutes in den Beinen und es bilden sich Krampfadern.

Neben Krampfadern oder durch sie können sich Venenentzündungen, Gefäßverschlüsse der tiefen Venen oder offene Beine bilden. Bestehen die Krampfadern schon sehr lange, kommt es zu Hautverfärbungen.

Krampfadern treten bei Frauen häufiger auf als bei Männern.

Ein weiteres Problem bei Krampfadern ist die Schwäche der Venenklappen. Diese verhindern einen Rückstrom des Blutes. Bei Krampfadern sind sie nicht in der Lage, ihrer Funktion nachzukommen.

Die Beschwerden, die durch Krampfadern verursacht werden, sind das Gefühl „schwere Beine", ein Spannungsgefühl in den Beinen. Schmerzen in der Kniekehle, Wadenkrämpfe (vor allem nachts), Schwellneigung der Beine, Juckreiz sowie Hautveränderungen und Hautverfärbungen.

Neben der oben erwähnten Wirkung der Blutegel besteht die Vermutung, dass die Wirkstoffe der Blutegel die Venenwände wieder elastischer machen. Dies ist bisher allerdings noch nicht nachgewiesen.

Die Wirkung der Kompressionsstrümpfe beruht auf einem Zusammenpressen der Venen durch den Druck von außen. Dadurch können die Venenklappen wieder richtig arbeiten. Dies ist die Voraussetzung dafür, dass das durch die Muskelpumpe transportierte Blut nicht zurückfließen kann.

Die Behandlung mit Blutegeln ist kein Ersatz für das Tragen von Kompressionsstrümpfen. Die Kompressionstrümpfe werden auf diese Weise noch effektiver und unterstützen die positive Wirkung der Blutegel auf die Venenwände.

Die Wirkung der Blutegel beruht, wie bei den Durchblutungsstörungen, zum einen auf der Blutverdünnung. Dadurch kann das Blut von den Venen leichter zum Herzen zurücktransportiert werden. Zum anderen werden die Ablagerungen, die sich in den Aussackungen gebildet haben, teilweise aufgelöst. Dies bewirkt eine Verkleinerung der Krampfaderknoten.

Als erste Behandlung mit Blutegeln erfolgt in den meisten Fällen eine Therapie an der Lendenwirbelsäule. Dies hat zwei Gründe:
Erstens wird die Durchblutung der Beine verbessert,
zweitens werden eventuell im Becken vorhandene Krampfadern mitbehandelt.

Krampfadern der Beckenvenen können sich in starken Rückenschmerzen äußern. Es werden vorhandene venöse Stauungen im Beckenbereich aufgelöst.

Wir haben beobachtet, dass es zu Wundheilungsstörungen kommen kann, wenn die Blutegel in der ersten Behandlung an den Krampfadern aufgesetzt werden. Aus diesem Grund behandeln wir nur in Ausnahmefällen sofort die Krampfadern. Die vorgeschaltete Therapie an der Lendenwirbelsäule beugt diesem Problem vor.

Zur Behandlung werden die Blutegel direkt auf den Krampfadern aufgesetzt. Die Nachblutung ist in diesen Fällen sehr stark. Die Hautverfärbungen infolge eines lang bestehenden Krampfaderleidens bilden sich teilweise zurück. Dies dauert allerdings eine lange Zeit.

Bei einer Venenentzündung (Thrombophlebitis) handelt es sich um Entzündungen oberflächlicher, unter der Haut liegender Venen. Diese Entzündungen treten oft im Bereich vorhandener Krampfadern auf. Andere Ursachen sind Verletzungen oder bestimmte Erkrankungen. Begleitend tritt manchmal ein Gefäßverschluss der betroffenen Hauptvene auf. Die entzündeten Venen sind als gerötete und verhärtete Stränge tastbar.

Die Blutegel lösen vorhandene Gefäßverschlüsse auf, verbessern die Durchblutung und wirken entzündungshemmend. Bei akuten Venenentzündungen genügt in den meisten Fällen eine ein- bis zweimalige Behandlung. Treten wiederholt Venenentzündungen auf, muss mit einer längerfristigen Behandlung gerechnet werden.

Bei einer Venenentzündung setzt man die Blutegel – wie bei den Krampfadern – direkt auf dem entzündeten Bezirk auf. In diesen Fällen erfolgt keine primäre Behandlung der Lendenwirbelsäule, da es sich um ein akutes Geschehnis handelt, das umgehend behandelt werden muss.

Die meisten offenen Beine (Geschwüre, Ulcus cruris) entstehen durch Stauungen in den Venen. Durchblutungsstörungen in den Arterien oder Nervenschädigungen können ebenfalls zu offenen Beinen führen. Eine Kombination dieser Ursachen ist auch denkbar.

Der Wirkansatz für die Blutegeltherapie entspricht dem bei Krampfadern oder Durchblutungsstörungen der Beine. Normalerweise werden bei offenen Beinen die Egel zunächst an der Lendenwirbelsäule angesetzt. Nach mindestens einmaliger, eher mehrmaliger Therapie in diesem Bereich können die Tiere in der Nähe des Geschwürs aufgesetzt werden. Dabei ist streng darauf zu achten, dass die Tiere nur auf gesunde Haut sitzen. Es können Wundheilungsstörungen entstehen, die das Geschwür verschlimmern oder ein zusätzliches entstehen lassen.

Arterien sind die Gefäße, die das Blut vom Herzen weg in die Organe, Muskeln und Kapillare transportieren. Die Gefäßverkalkung (Arteriosklerose) betrifft die arteriellen Gefäße. Sie ist die häufigste Erkrankung der Arterien. Durchblutungsstörungen sind eine Folge der Gefäßverkalkung in den Arterien.

Wie bereits erwähnt, entstehen Durchblutungsstörungen am häufigsten durch Gefäßverkalkung. Durch enger werdende Arterien fließt immer weniger Blut. Dies hat zur Folge, dass nicht mehr genügend Sauerstoff in die Organe, Muskeln und Kapillare gelangt. Der Sauerstoffmangel führt je nach Organ zu den verschiedensten Beschwerden wie Konzentrationsstörungen, Herzschmerzen, Ohrgeräusche oder Schmerzen beim Gehen. Verschließt sich ein Gefäß im Laufe der Zeit völlig oder akut durch einen Blutpfropf, hat das gravierende Folgen für das von der Arterie versorgte Gewebe. Im Gehirn entstehen Schlaganfälle, am Herzen Infarkte, im Ohr kommt es zu Ohrgeräuschen oder die Beine sterben ab, so dass sie eines Tages amputiert werden müssen.

Senkung der Blutviskosität:

In einer Studie, die wir mit dem Fraunhofer Institut 1989 in unserer Praxis durchführten, wurde an 32 Patienten nachgewiesen, dass es nach der Blutegelbehandlung zu einer signifikanten Senkung der Blutviskosität kommt. Die Viskosität ist ein Maß für die Fließeigenschaften des Blutes. Die Verbesserung der Fließeigenschaften war einen Monat nach der Blutegelbehandlung noch deutlicher als am Tag der Behandlung. Bei einigen Patienten wurde nach drei Monaten eine erneute Messung durchgeführt. Dabei stellte sich heraus, dass die Fließeigenschaften zu diesem Zeitpunkt hochsignifikant besser waren als vor der Behandlung. Hämatokrit und Viskosität zeigten keine signifikanten Änderungen.

Bluthochdruck:
Zur schnellen Senkung des Blutdrucks ist die Blutegeltherapie nicht geeignet. Zwar sinkt der Blutdruck nach der Behandlung mit Blutegeln ab, das ist jedoch ein relativ kurz anhaltender Effekt der Therapie. Bei ständigem Bluthochdruck empfehlen wir zusätzlich einen Aderlass als auch eine zusätzliche medikamentöse Therapie und eine Umstellung der Ernährung.
Als Begleittherapie bei Bluthochdruck zur Gesunderhaltung der Gefäße kann eine Blutegelbehandlung jedoch erwogen werden.
Durchblutungsstörungen in den arteriellen Gefäßen der Beine äußern sich unter anderem mit Kältegefühl, Pelzigkeit und Schmerzen. Diese Beschwerden treten je nach Ausprägung der Durchblutungsstörungen nach mehr oder weniger starken Belastungen auf. Ein Maß für die Stärke der Durchblutungsstörung der Beine ist die beschwerdefreie Gehstrecke. Dabei spielt neben der absoluten Streckenlänge die Geschwindigkeit eine Rolle, mit der die Strecke zurückgelegt wird. Bei Durchblutungsstörungen der Arme und Beine setzt man die Blutegel im Bereich der Wirbelsäule auf. Von dort wird die Durchblutung über die Nerven gesteuert. Die durchblutungsfördernde, blutgerinnungshemmende und blutverdünnende Wirkung entfaltet das Sekret des Blutegels im gesamten Körper. Ein Ansetzen direkt am Ort der Beschwerden ist nicht nötig, unter Umständen sogar gefährlich.
Blutegel nie auf schlecht durchblutete Haut aufsetzen.
Da die Haut in den Armen oder Beinen nicht richtig durchblutet ist, kann es nach einer Blutegelbehandlung zu Wundheilungsstörungen und im Extremfall zur Ausbildung eines offenen Beines kommen. Das bedeutet, dass bei Durchblutungsstörungen eine genügend große Distanz zum minderdurchbluteten Gebiet zwingend notwendig ist. Deshalb weicht man auf die Wirbelsäule aus. Dadurch kann der Effekt über die segmentale Wirkung mit ausgenutzt werden.

In allen Fällen muss der Therapeut Erfahrung mit den Blutegeln haben. Die Therapie darf auf keinen Fall vom Patienten selbst durchgeführt werden. Die Wirkung der Blutegel ist bei diesen Erkrankungen nachvollziehbar. Das Blut wird dünnflüssiger. Dadurch gelangt es – und damit auch der Sauerstoff – besser in das Gewebe. Die blutgerinnungshemmende Wirkung führt zu einer Vorbeugung gegen bzw. Auflösung von Blutpfröpfchen. Dieser Wirkungsmechanismus der Blutegel ist nachgewiesen. Bei Durchblutungsstörungen kann dem Patient mit der Blutegelbehandlung eine sinnvolle Therapie angeboten werden, die auch gut wirkt.

Durchblutungsstörungen der Hände und Ohrgeräusche

Die 65jährige Patientin hatte in der Zeitung über Blutegelbehandlungen in unserer Praxis gelesen. Obwohl sie sehr weit weg von uns wohnt, kam sie zur Behandlung. Sie hatte schon viele Jahre sehr kalte, etwas bläulich verfärbte Hände. Besonders im Winter bereitete ihr dieser Zustand starke Schmerzen. Fast ebenso lang bestanden Ohrgeräusche in beiden Ohren. Um die Durchblutung in beiden Armen zu verbessern, setzten wir Blutegel an die Halswirbelsäule.

Da sie auch über ein Spannungsgefühl in beiden Beinen berichtete, setzten wir ihr bei der nächsten Behandlung die Tiere an der Lendenwirbelsäule auf. Beim nächsten Termin stellte die Patientin fest, dass ihr Rücken sehr entspannt sei und die Hände sich nicht mehr so kalt anfühlen würden. Auch ihre Ohrgeräusche seien viel schwächer als zuvor.

Im Laufe des nächsten Jahres führten wir fünf weitere Blutegelbehandlungen an der Halswirbelsäule durch. Eine erneute Behandlung an der Lendenwirbelsäule war nicht mehr nötig, da das Spannungsgefühl in beiden Beinen nicht mehr aufgetreten ist. Inzwischen sind ihre Hände angenehm warm. Die bläuliche Verfärbung hat deutlich nachgelassen und ihre Ohrgeräusche sind fast nicht mehr wahrnehmbar. Die Patientin ist sehr zufrieden und wird sich weiterhin in regelmäßigen Abständen Blutegel ansetzen lassen.

Durchblutungsstörungen im linken Bein

Die 71jährige Patientin hatte schon seit einigen Jahren ein pelziges Gefühl im linken Bein. Mittlerweile konnte sie nur noch zehn Minuten am Stück gehen, dann traten starke Schmerzen im linken Fuß und Oberschenkel auf.
Nach einer Blutegelbehandlung war die Gehstrecke der Patientin deutlich verlängert. Im gesamten linken Bein trat ein Kribbeln auf. Dieses Kribbeln ist als Zeichen einer verbesserten Durchblutung in dem betroffenen Bein zu sehen. Das Phänomen entspricht dem Gefühl beim „Aufwachen" eines „eingeschlafenen" Armes oder Beines. Die Patientin war nach der einmaligen Behandlung mit der erzielten Verbesserung so zufrieden, dass sie die Therapie beendete.

Krampfadern am linken hinteren Oberschenkel

Die 55jährige Patientin hatte seit der Geburt ihres Sohnes vor 27 Jahren Krampfadern. Derzeit hatte sie am linken Oberschenkel und entlang den Venenverläufen ausgeprägte Schmerzen. Deshalb setzten wir sofort Blutegel an den linken Oberschenkel.
Von früheren Blutegelbehandlungen wusste die Patientin, dass bei ihr starke lokale Reaktionen auftreten. Trotzdem ist sie nach der Behandlung wegen dieser starken Lokalreaktion zur ihrer Hausärztin gegangen. Vorsichtshalber verschrieb ihr diese ein Antibiotikum für den Fall, dass eine Venenentzündung auftreten würde. Das hätte sich die Patientin ersparen können, da die Lokalreaktion auf die in Kapitel „Häufige Nebenwirkungen" beschriebene Weise gut hätte behandelt werden können.
Nach Abklingen der Lokalreaktion waren die akuten Venenschmerzen, die sie zu uns geführt hatten, verschwunden. Die Patientin war mit der Behandlung sehr zufrieden.

Krampfadern an beiden Beinen

Schon in der Jugend bestand bei der 57jährigen Patientin eine Venenschwäche. Diese machte ihr seither Beschwerden, die sich in der

Form von Schmerzen im Bereich der Venenverläufe und anschwellenden Beinen äußerten.

Drei Jahre zuvor war ihr eine große Vene am rechten Unterschenkel gezogen worden. Danach entwickelte sich im Bereich des Innenknöchels des rechten Sprunggelenkes eine dunkle Hautverfärbung. Begleitend traten an dieser Stelle ein Juckreiz und Entzündungen auf.

Als sie zu uns kam, hatte das betroffene Hautareal eine Größe von zirka 15 x 7 Zentimeter. Durch Einreibungen mit einer Blutegelsalbe hatten sie die Entzündungen immer wieder in den Griff bekommen. In diesem Fall wurden die Blutegel dicht unterhalb des Kniegelenkes in einer sicheren Entfernung zu der krankhaft veränderten Haut aufgesetzt. Diese Behandlung wurde zwei Wochen später wiederholt. Danach konnte man eine leichte Aufhellung im Bereich der betroffenen Hautfläche feststellen.

Die Patientin beschloss, regelmäßig Blutegelbehandlungen durchführen zu lassen, um nach und nach eine weitere Verbesserung zu erreichen.

Bei der Aufnahmeuntersuchung hatte die Patientin außerdem Verschleißerscheinungen am rechten Knie angegeben. Erfreulicherweise waren nach den ersten beiden Blutegelbehandlungen auch die Schmerzen in diesem Knie verschwunden.

Offenes Bein am rechten Außenknöchel

Bei dem 66jährigen Patienten bestand eine Venenentzündung an der linken Wade, außerdem eine offene Stelle oberhalb des rechten Außenknöchels. Er hatte von der Blutegeltherapie gehört und erhoffte sich eine Verbesserung seiner Venensituation und Heilung der Wunde. In diesem Fall behandelten wir zuerst die Venenentzündung am linken Unterschenkel. Nach einer einmaligen Blutegelbehandlung war diese verschwunden. Vier Wochen später nahmen wir den rechten Unterschenkel in Angriff. Die Tiere wurden über den gesamten Unterschenkel verteilt aufgesetzt bis direkt oberhalb der offenen Stelle. Dabei achteten wir streng darauf, dass die Egel sich nur an gesunde Haut ansaugten.

Die Heilung der offenen Stelle machte nach der Blutegelbehandlung enorme Fortschritte. Zur vollständigen Abheilung kam das offene Bein durch Salben und Verbände, die dem Patienten nach der Blutegelbehandlung verordnet wurden.

Thrombophlebitis (Venenentzündung) am linken Knie

Die 51jährige Patientin rief uns auf der Rückfahrt aus unserem Urlaub an. Ganz plötzlich waren bei ihr sehr starke Schmerzen im Bereich einer Vene unterhalb des linken Kniegelenks aufgetreten. Wir ließen die Patientin am gleichen Tag kommen. Die Vene war stark gerötet, geschwollen, stark überwärmt, verhärtet und sehr druckschmerzhaft.

Die Patientin war schon vorher wegen Menstruationsstörungen und Wirbelsäulenbeschwerden bei uns in Behandlung gewesen. Die deshalb empfohlene Blutegelbehandlung lehnte sie damals ab.

Bei den jetzt aufgetretenen akuten Beschwerden einer Venenentzündung gab es keine Alternativtherapie mehr. So erklärte sie sich damit einverstanden, Blutegel ansetzen zu lassen.

Sofort nach der Blutegelbehandlung waren ihre Schmerzen verschwunden und es traten keine Beschwerden mehr auf.

Thrombose im linken Unterschenkel

Vor einem Jahr war bei der 71jährigen Patientin ein Blutgerinnsel in einer tief liegenden Vene der linken Wade festgestellt worden. Seitdem war das linke Bein kraftlos, ohne Stützstrümpfe schwoll es an. Da die Patientin ein starkes blutgerinnungshemmendes Medikament einnahm, mussten wir erst einmal die Voraussetzung für eine Blutegelbehandlung schaffen. Sie litt schon seit vielen Jahren an Krampfaderbeschwerden.

Die erste Behandlung erfolgte an der Lendenwirbelsäule. Es wurden nur wenige Blutegel verwendet, um die Blutung unter dem Einfluss des blutgerinnungshemmenden Medikamentes abzuschätzen.
In den nächsten sechs Wochen wurden bei ihr drei weitere Blutegelbehandlungen mit wenigen Blutegeln durchgeführt. Die Tiere wurden vor allem am linken Unter- und Oberschenkel angesetzt.
Nach diesen Behandlungen war das Bein deutlich kräftiger und fast genauso belastbar wie das gesunde rechte Bein.
Vier Monate später wurden erneut Blutegel auf die Lendenwirbelsäule aufgesetzt, da die Patientin dort ebenfalls Beschwerden hatte. Zwei Monate später erfolgte eine erneute Behandlung am linken Unterschenkel, die ebenfalls eine starke Lokalreaktion nach sich zog. Da sich nach der Blutegelbehandlung im Lendenwirbelsäulenbereich die Beschwerden deutlich besserten, führten wir in diesem Bereich eine erneute Behandlung mit Blutegeln durch. Nach dieser Behandlung trat keine verstärkte Lokalreaktion mehr auf.
In der Zwischenzeit war die Patientin beschwerdefrei. Bei einem erneuten Termin vier Monate später berichtete die Patientin, dass sie die ganze Zeit über beschwerdefrei geblieben sei. Die erneute Behandlung wollte sie rein vorbeugend und zur Erhaltung ihrer Gesundheit durchführen lassen.
Sie plante, weiterhin zwei bis drei Blutegelbehandlungen jährlich an sich vornehmen zu lassen.

Unterschenkelgeschwür am linken Unterschenkel

Die 60jährige Patientin kam auf Empfehlung ihrer Friseurin zu uns in die Praxis. Eine Wunde am linken Bein ober- und unterhalb des Innenknöchels machten ihr seit ca. 8 Wochen Beschwerden. Sie wusste sich nicht mehr zu helfen, denn operieren lassen – wie der Phlebologe ihr vorgeschlagen hat - wollte sie sich nicht. Er meinte, dass es nicht besser werden würde.
Durch die Kompressionsstrümpfe, die sie tragen musste, wurde die Wunde immer abgedeckt und nässte dadurch.

Zuerst setzen wir der Patientin Blutegel im LWS-Bereich auf. Wir wollten damit erreichen, dass venöse Stauungen, die im Beckenbereich vorhanden sind, sich auflösen. Zusätzlich sollte auf spätere Blutegelbehandlungen im Bereich des Unterschenkels und der Venen eine bessere Wirkung vorbereitet werden.

Die Patientin stellte fest, dass sie danach leichtere Beine hatte und die Treppen schneller und besser hoch ging.
Bei der zweiten Blutegelbehandlung setzten wir ihr die Blutegel auf die Innenseite des Unterschenkels auf, ca. 20 cm über dem Ulcus. Es war uns auf jeden Fall wichtig, die Blutegel noch im Bereich der gesunden Haut aufzusetzen, um nicht noch ein Ulcus zu provozieren.
Drei Wochen später wiederholten wir die Blutegelbehandlung über dem Ulcus noch einmal, dieses Mal 5 - 10 cm oberhalb des Ulcus im Bereich der zuführenden Venen.
Das Ulcus schloss sich, wurde kleiner und trocknete. Die umgebende Haut und der gesamte Unterschenkel hellten auf.
Mit einem Hinweis auf die weitere Pflege des Ulcus schlossen wir die Blutegelbehandlung ab.

Varizen an beiden Beinen

Die 82jährige Patientin klagte über Beschwerden, die ihr neuerdings ihre Krampfadern an beiden Beinen verursachten.
Sie hatte von einer Freundin erfahren, dass man Blutegel zur Entlastung ansetzen kann und kam mit dieser Empfehlung in unsere Praxis.
Nach einer gründlichen Aufklärung setzten wir ihr die Blutegel im Lendenwirbelsäulenbereich. Die Durchblutung und der bessere Rückfluss brachte der Patientin die erhoffte Erleichterung.

Varizen am linken Oberschenkel

Die 67jährige Patientin aus Chile hat durch ihre deutschen Verwandten von der Blutegeltherapie erfahren. Diese wollte sie unbedingt bei ihrem Besuch in Deutschland an sich durchführen lassen.
Die Untersuchung ergab eine starke Ausprägung von Krampfadern am linken Oberschenkel. Die erste Blutegelbehandlung erfolgte an der Lendenwirbelsäule.

Die folgende Blutegelbehandlung wurde am linken Oberschenkel durchgeführt. Wir setzten ihr die Blutegel auf die Venen der Innenseite und oberhalb des Kniegelenks auf.
Nach der Behandlung fühlte sich die Patientin sehr wohl und sie versprach, bei ihrem nächsten Besuch in Deutschland wieder zu kommen.

Varizen und Menstruationsbeschwerden

Die heute 45jährige Patientin kam mit großen Problemen und Beschwerden durch Krampfadern und einer ziemlich starken Monatsblutung zu uns in die Praxis. Ohne Stützstrümpfe konnte sie längere Zeit überhaupt nicht sein, da ihre Beine stark anschwollen und zu schmerzen anfingen.
Wir begannen mit der Blutegeltherapie im Bereich der Lendenwirbelsäulen. Sie war jedoch nicht so begeistert, weil die Blutegelbisse leichte Narben bei ihr hinterließen. Trotzdem wiederholte sie die Behandlung 3 Monate später.
Danach konnte sie von einer leichten Besserung der Beschwerden sprechen.
Da ihr die Behandlungen zu aufwendig waren und sie die Narben störten, setzte sie die Behandlungen nicht weiter fort. Wir konnten ihr leider nicht wie vorgesehen helfen.

Venenentzündungen an beiden Beinen

Die 61jährige Patientin hatte an beiden Beinen stark ausgeprägte Krampfadern. Eine Operation war nicht möglich, obwohl die Patientin unter Schmerzen und schweren Beinen litt.
Seit über 30 Jahren traten immer wieder Venenentzündungen auf. Die Häufigkeit steigerte sich in den letzten Jahren ständig. Da die Patientin stark schmerzhafte Stellen an den Oberschenkeln aufwies, setzten wir die Blutegel dort direkt auf.
Durch die Vielzahl der Krampfadern bildeten sich nach der Behandlung großflächige Blutergüsse, die sich jedoch innerhalb weniger

Tage wieder zurückbildeten. Es folgten noch vier weitere Behandlungen, durch die ihre Venenbeschwerden ständig abnahmen.
Als die Patientin nach sechs Monaten erneut zur Blutegelbehandlung kam, hatte sie in der Zwischenzeit keine Venenentzündung mehr gehabt. Die zu diesem Zeitpunkt durchgeführte fünfte Blutegelbehandlung machte sie aus rein vorsorglichen Gründen. Außerdem bildeten sich durch die Blutegelbehandlung die Aussackungen an den Venen deutlich zurück. Blutergüsse wie zu Beginn der Blutegelbehandlung waren seither nicht mehr aufgetreten. Nach weiteren sechs Monaten trat eine Venenentzündung auf, die nach zwei Blutegelbehandlungen wieder verschwand.
Neun Monate später trat erneut eine Venenentzündung auf, die ebenfalls rasch ausgeheilt werden konnte. Vergleicht man den Zustand der Beine heute mit dem Zustand vor den Blutegeltherapien, kann eine deutliche Rückbildung der Krampfadern festgestellt werden. Vor allem die dicken Aussackungen sind sehr viel kleiner geworden und kaum noch vorhanden. Die Häufigkeit der Venenentzündungen hat sich drastisch reduziert.
Die Patientin lässt sich regelmäßig alle vier bis sechs Monate Blutegel aufsetzen, um den Zustand ihrer Venen weiter zu verbessern.

Venöse Stauung an den Füßen

Die 74jährige Patientin kam in die Praxis und klagte über Probleme mit ihrem Gefäßsystem. Ihre Füße schwollen an und waren dick. Ihr Facharzt meinte, dass dies wahrscheinlich von ihrem Herzen her käme. Es war bei ihr eine Mitralklappeninsuffizienz festgestellt worden. Außerdem plagten sie Wadenkrämpfe. Eine Glutenunverträglichkeit verursachte ihr Migräne und Durchfall. Das linke Knie war auch zeitweise schmerzhaft. Die Blutuntersuchung war vollkommen in Ordnung.
Da sie auch über Schmerzen im Lendenwirbelsäulenbereich klagte, wurde zuerst eine chirotherapeutische Behandlung durchgeführt. Dabei wurden Blockierungen an der Wirbelsäule und an den

ileosakralen Gelenken gelöst. Die Patientin fühlte sich nach dieser Behandlung schon wesentlich wohler.

Gegen das Anschwellen der Füße wurden ihr beim nächsten Besuch Blutegel im Lendenwirbelsäulenbereich aufgesetzt. Danach war sie beschwerdefrei. Sie nahm sich vor, beim erneuten Auftreten ihrer Beschwerden wieder eine Blutegelbehandlung durchführen zu lassen.

Wadenkrämpfe in beiden Beinen

Seit mindestens zehn Jahren litt der 69-jährige Patient unter Wadenkrämpfen. Diese kamen vorwiegend beim Gehen. In der Zwischenzeit war es so schlimm geworden, dass er nur noch zehn Minuten ohne Pause gehen konnte. Das Rauchen hatte er vor zehn Jahren aufgegeben, als die Beschwerden begannen. Vor sechs Jahren kam noch eine Zuckererkrankung dazu. Sie förderte zusätzlich die Gefäßverkalkung, die in diesem Fall die Ursache für die Beschwerden war. Die Krämpfe waren am linken Bein stärker ausgeprägt als am rechten.

Als sinnvolle Behandlung schlugen wir dem Patienten eine Blutegeltherapie vor. Damit war er auch sofort einverstanden. Da er wegen der Erkrankung ein blutgerinnungshemmendes Medikament einnahm, setzten wir ihm etwas weniger Egel als üblich im Bereich der Lendenwirbelsäule auf. Das Ziel war, die Durchblutung vom Becken her zu verbessern. Da sich die Nachblutung im normalen Rahmen bewegte, konnten wir drei Wochen später die zweite Blutegelbehandlung durchführen. Die dritte Blutegelbehandlung zwei Wochen danach erfolgte ebenfalls an der Lendenwirbelsäule. Der Ansatzort der Egel wurde beibehalten, da er bislang keine Verbesserung seiner Beschwerden feststellen konnte.

Als der Patient zur vierten Blutegelbehandlung kam, berichtete er, dass sich sein linkes Bein deutlich verbessert habe. In der Zwischenzeit schmerzte sein rechtes Bein sogar mehr als das linke. Er könne auch etwas besser gehen. Die schmerzfreie Gehstrecke für das linke Bein war bedeutend länger geworden.

Wir haben ihm empfohlen, die Blutegeltherapie weiter fortzuführen, zusätzlich verordneten wir dem Patienten pflanzliche durchblutungsfördernde Medikamente.

Hämatome (Blutergüsse)

Hämatome entstehen bei jeder Verletzung und während jeder Operation. In den meisten Fällen bauen sich die Blutergüsse von selbst in kurzer Zeit ab. Sind die Blutergüsse sehr groß, kann dies allerdings eine lange Zeit in Anspruch nehmen. Solche großflächigen Blutergüsse sind auch schmerzhaft. Sie quetschen das umgebende Gewebe. Zusätzlich wird durch große Blutergüsse die Wundheilung beeinträchtigt, da die Durchblutung in diesem Gebiet gestört ist.

In einem solchen Fall ist die Wirkung der Blutegel unbestritten. Dank der blutgerinnungshemmenden Substanzen, die bereits bestehende Blutergüsse auflösen können, ist dies eine der großen Domänen in der Blutegeltherapie. Wichtig ist hierbei, den Blutegel direkt auf den Bluterguss zu setzen, um die bestmögliche Wirkung zu erzielen.

Bluterguss am linken Unterkiefer

Nach einer Zahnbehandlung hatte die 48jährige Patientin einen dicken, geschwollenen und schmerzhaften Unterkiefer. Am gleichen Tag setzten wir dort Blutegel auf, gleichzeitig auch auf das rechte Schienbein. Dort hatte sie eine Stelle, die ihr Schmerzen bereitete.

Nach der Blutegelbehandlung lösten sich die Schwellung und der Bluterguss am Unterkiefer innerhalb von zwei Tagen völlig auf. Die schmerzempfindliche Stelle am rechten Schienbein konnten wir nur noch anhand der Blutegel-Bisswunden finden. Der Patientin ging es sehr gut.

Großer Bluterguss im linken Oberschenkel

Ein schwerer Motorradunfall verursachte bei der 46jährigen Patientin einen großen Bluterguss, der sich über das gesamte linke Bein ausdehnte. Der Oberschenkel war auf den doppelten Umfang angeschwollen. Sie konnte das Bein fast nicht mehr bewegen und litt unter starken Schmerzen. Eine Operation, um den Bluterguss zu entfernen, hatte sie abgelehnt. Diese Operation hätte kosmetisch störende, sehr große Narben hinterlassen. Außerdem wäre sie für sehr lange Zeit arbeitsunfähig gewesen, da sie ihren Beruf als Reitlehrerin bis zur vollständigen Ausheilung der Narben nicht wieder hätte aufnehmen können. Möglicherweise hätte die Vernarbung sie so stark beeinträchtigt, dass eine Berufsausübung nicht mehr infrage gekommen wäre.

Bei dieser Patientin setzten wir innerhalb von vier Wochen 14-mal Blutegel an. Jedes Mal wurde der Bluterguss heller und weicher, das Bein und vor allem der Oberschenkel schwollen ab. Während dieser

Zeit führten wir regelmäßig Punktionen durch. Durch die blutgerinnungshemmende Wirkung des Blutegelsekretes verflüssigten sich große Teile des Blutergusses. Diese konnten durch Punktionen leicht entfernt werden.

Schon nach zwei bis drei Wochen konnte die Patientin ihre Tätigkeit als Reitlehrerin teilweise aufnehmen. Nach vier Wochen konnte sie das Knie bis 90 Grad beugen. Ihr Sprunggelenk, das durch den Bluterguss ebenfalls massiv in der Bewegung eingeschränkt gewesen war, war beschwerdefrei. Trotzdem war im Oberschenkel ein großer Restbluterguss von 15 x 10 Zentimeter Größe übr g geblieben.

Aufgrund ihrer beruflichen Belastung konnte die Patientin diese engmaschigen Behandlungen erst einmal nicht fortsetzen. Nach einer Woche kam die Patientin jedoch erneut in die Praxis. Sie hatte sich in den letzten Tagen körperlich sehr angestrengt. Daraufhin war der Oberschenkel erneut angeschwollen. Die Haut über dem Bluterguss war stark überwärmt. Sie erhielt von uns Bettruhe und kühlende Umschläge sowie pflanzliche und homöopathische Medikamente verordnet, um die Entzündungsreaktion e nzudämmen und zu verringern. Es wurden weitere Punktionen durchgeführt. Nach 14 Tagen wurden noch einmal Blutegel aufgesetzt. Danach war die Patientin wieder voll arbeitsfähig und der Bluterguss hatte sich ganz abgebaut.

Außer einem leichten Taubheitsgefühl an der Vorderseite des Oberschenkels bestehen jetzt keine Beschwerden mehr.

Hämatom am linken Oberschenkel

Die 77jährige Patientin kam mit einem riesigen Bluterguss am linken Oberschenkel, der ihr das ganze Bein hinunter bis in die Zehen gesackt war. Sie brauchte zum Gehen einen Stock, weil sie durch den Bluterguss Schmerzen hatte, die ihr bis in den Rücken strahlten. Ohne ihren Stock konnte sie sich kaum bewegen.

Ein „Algenumschlag", den ihr ihr Arzt machte, brachte ihr keine Erleichterung. Als letzte Rettung wollte sie sich jetzt Blutegel ansetzen

lassen. Diese hatte ihr schon bei früheren Beschwerden gute Dienste geleistet. Sie erhoffte sich davon eine rasche Besserung.
Ihr Arzt wusste, dass wir in der Blutegeltherapie sehr erfahren waren und begrüßte die Entscheidung der Patientin.
Wir setzten ihr die Blutegel verteilt auf den Bluterguss auf. Schon während der Behandlung trat eine spürbare Entspannung des Po's und des gesamten Oberschenkels ein. Die Patientin war begeistert, da sich endlich eine Erleichterung der Beschwerden einstellte.
Nach der Behandlung konnte sie sich schon wesentlich besser bücken. Die Schmerzen waren zurückgegangen. Sie konnte ohne Stock die Praxis verlassen.
Sie wurde zu einer weiteren Blutegelbehandlung am nächsten Tag bestellt.
Wir setzten ihr die Blutegel auf den linken Oberschenkel, bevorzugt an den Stellen, wo die Spannung durch den Bluterguss noch am schlimmsten war und ihr beim Sitzen Schmerzen bereiteten. Die Nachblutung war sehr gut und insgesamt fühlte sie sich weiterhin erleichtert. Den Stock hatte sie schon zu Hause gelassen. Das Gehen fiel ihr allerdings noch schwer.
Weitere 3 Tage später setzen wir ihr wieder Blutegel auf. Ganz deutlich konnte man die Egelbisse erkennen von den bereits durchgeführten Behandlungen. Es bildete sich schon ein heller Hof um die Bissstellen. Insgesamt erschien der ganze Oberschenkel etwas aufgehellt.
Interessant war, dass die Patientin an diesem Therapietag kein Schmerzmittel mehr gebraucht hat. Nach der Behandlung konnte sie das linke Knie viel besser bewegen und der Schmerz hatte sich erheblich gebessert.
6 Tage später setzten wir ihr noch einmal Blutegel an den Oberschenkel auf den noch bestehenden Restbluterguss auf und rundeten die Behandlungen letztmalig in der darauffolgenden Woche ab. Es war erstaunlich, dass sich der gesamte Bluterguss innerhalb dieser knapp 3 Wochen total aufgelöst hatte. Die Patientin hatte keine

Schmerzen mehr, das Bein war im Umfang wieder gleich wie das rechte. Sie war überglücklich, endlich wieder schmerzfrei zu sein. Sie konnte auch wieder problemlos Autofahren. Das Sitzen machte ihr keine Probleme mehr, auch das Laufen nicht. Sie erzählte strahlend, dass sie schon wieder einen Sparziergang von 3 km mit ihrem Mann zusammen machen konnte.

Nach Abschluss der Behandlungen

Hämatom am Unterschenkel

Die 55jährige Patientin ist vor ca. 12 Jahren von der Leiter gefallen. Seit dieser Zeit hat sie einen riesigen blauen Fleck am Unterschenkel. Eine Zeitlang hatte sie Kompressionsstrümpfe getragen. Danach war es fast gut. Circa zwei Jahre später hat sie auf einer Fotografie das „ Ei", wie sie sich ausdrückte, gesehen, das durch den Bluterguss entstanden ist. Das störte sie jetzt doch ziemlich.
Von einer Arbeitskollegin hörte sie, dass wir in der Praxis Blutegelbehandlungen durchführen und sah darin eine Chance, nach all den Jahren das Hämatom und die Schwellung los zu werden.
Wir setzten ihr die Blutegel direkt auf das alte Hämatom. Das „Ei" am Schienbein ging zurück, war jedoch noch nicht vollständig verschwunden.
Fünf Monate später stürzte sie beim Skilaufen. Dabei zog sie sich am linken Unterschenkel einen riesigen Bluterguss zu. Wir behandelten den Bluterguss mit Blutegeln und setzten dabei auch noch zwei auf das alte Hämatom.
Erfreulicherweise hatte sich das Unterschenkelhämatom fast aufgelöst und die alte Schwellung war auch verschwunden. Die Patientin war mit dem Erfolg zufrieden.

Hämatom im Unterbauch nach Operation

Mit einem großflächigen Bluterguss in der Bauchdecke des gesamten Unterbauches kam die 47jährige Patientin in unsere Praxis. Nach einer Nabelbruch-Operation und der gleichzeitigen Entfernung der Gallenblase vor ungefähr drei Wochen war dieser Bluterguss entstanden.
Der Patientin setzten wir Blutegel auf, verteilt über den ganzen Bluterguss. Den nächsten Termin nahm sie nicht mehr wahr, da sie sich laut telefonischer Auskunft sehr gut fühlte. Der Bluterguss hatte sich größtenteils aufgelöst.

Hämatom in der linken Brust nach Autounfall

Die 62jährige Patientin war schon seit einigen Jahren bei uns in Behandlung. Wegen allerlei altersbedingten Problemen war sie medikamentös, neural- und chirotherapeutisch behandelt worden. Bei manchen dieser Beschwerden wäre damals eine Blutegeltherapie durchaus sinnvoll gewesen, jedoch hatte diese die Patientin bislang abgelehnt.

Jetzt hatte sie einen schweren Autounfall gehabt. Durch den Druck vom Gurt war ein großer Bluterguss an der linken Brust entstanden. Dieser füllte oberflächlich die gesamte Brust aus. Es bestanden zusätzlich noch mehrere kleinere Blutergüsse an beiden Beinen. Vor allem der Bluterguss in der Brust machte ihr starke Beschwerden. Sie hatte das Gefühl, dass ihre Haut bald platzen würde. Die Nachtruhe war gestört, weil sie keine schmerzfreie Liegeposition finden konnte.

Da sie einer Blutegeltherapie ablehnend gegenüberstand, erhielt die Patientin eine Injektion mit homöopathischen Medikamenten, um den Abbau des Blutergusses zu fördern und die Beschwerden zu lindern. Die Wirkung der Injektion war jedoch nicht zufriedenstellend. Schweren Herzens entschloss sie sich dann doch zu einer Blutegelbehandlung.

Wir setzten der Patientin Blutegel auf den Bluterguss der linken Brust auf. Sie stellte verblüfft fest, dass sich der Bluterguss in der Brust schon während der Behandlung aufhellte und der starke Druckschmerz abnahm.

Bei einem erneuten Termin drei Tage später berichtete sie, dass sie sich seit der Behandlung wesentlich besser fühle. Die Spannung in der Brust sei fast verschwunden. Schmerzen bestanden noch an den Stellen, an denen der Gurt direkt entlang gelaufen war.

Als die Patientin zwei Wochen später erneut in unsere Praxis kam, waren diese Beschwerden ebenfalls deutlich besser geworden. Im Vergleich zu den Blutergüssen an den Beinen war die Heilung des Blutergusses an der Brust wesentlich weiter fortgeschritten. Die

Beine schmerzten immer noch, vor allem nachts. Leider konnte sich die Patientin nicht dazu entschließen, noch einmal eine Blutegelbehandlung mitzumachen. Sie beendete die Behandlung und entschloss sich, die noch verbliebenen Blutergüsse mit Heparinsalbe zu behandeln.

Hämorrhoiden und Thrombosen

Hämorrhoiden sind Erweiterungen der Analvenen. Typischerweise findet sich bei den Patienten Blut im Stuhl. Möglich sind ein Brennen, Juckreiz oder sogar starke Schmerzen im Bereich des Darmausgangs. Die Wirkungsweise der Blutegelbehandlung ist hier vergleichbar mit der bei Krampfadern. Wenn möglich, setzt man die Tiere direkt auf die Hämorrhoiden auf. Man wählt als Ansatzpunkt den Bereich direkt um den Darmausgang oder an der unteren Lendenwirbelsäule. In diesem Bereich versorgen die Gefäße den Beckenboden. So gelangen die Wirkstoffe des Blutegels an ihren Bestimmungsort, obwohl die Tiere nicht in der Nähe der Hämorrhoiden aufgesetzt worden sind.

Thrombosen sind Gefäßverschlüsse der Venen. Voraussetzung dafür sind Veränderungen der Venenwände und eine Verlangsamung der Blutströmung.

Durch Thrombosen entsteht ein Schmerz und Spannungsgefühl im betroffenen Bein, eventuell eine Erhöhung des Pulses und Unruhe. Das betroffene Bein schwillt an, ist überwärmt und druckschmerzhaft.

In unserer Praxis sehen wir die Patienten in den meisten Fällen erst nach einer durchgemachten Thrombose. Ist das Blutgerinnsel noch sehr frisch, besteht die Möglichkeit, dass große Teile davon durch das Sekret der Blutegel schnell abgebaut werden. Leider liegen die Thrombosen sehr häufig schon einige Zeit zurück. Eine Auflösung des Blutgerinnsels ist dann sehr unwahrscheinlich. Trotzdem werden die Beschwerden nach einer Thrombose günstig beeinflusst. Die

verbesserte Durchblutung nach einer Blutegelbehandlung spielt da sicher eine Rolle.
Bei 98 Prozent der Gefäßverschlüsse sind die Bein- oder Beckenvenen betroffen.
Bei Thrombosen wird mit der Behandlung an der Lendenwirbelsäule begonnen. Die Durchblutung muss vom Körperstamm her verbessert werden. Erst danach arbeitet man sich langsam am Bein abwärts bis zur Stelle der Thrombose. Krampfadern, die häufig begleitend bestehen, werden dann selbstverständlich mitbehandelt.

Analvenenthrombose und Brennschmerz

Der 69jährige Patient klagte seit einiger Zeit über eine Ausbuchtung an seinem Darmausgang, der brennt und ihm Beschwerden beim Sitzen verursacht.
Die Untersuchung ergab eine Thrombose der Analvene auf der rechten Seite des Afters. Außerdem stellte sich heraus, dass er schon seit längerer Zeit unter einer Verstopfung litt, die natürlich seinen Zustand noch verschlimmerte.
Kurzerhand setzten wir ihm, wie gewünscht, Blutegel auf die schmerzende Analvene.
Dies brachte ihm eine sofortige Erleichterung.
Da dieser Zustand schon längere Zeit bestand, waren insgesamt drei Blutegelbehandlungen notwendig, bis dass er vollkommen mit dem Ergebnis zufrieden war. Eine Operation wäre für ihn niemals infrage gekommen.

Hämorrhoidalbeschwerden

Der 70jährige Patient litt seit Jahren immer wieder unter Hämorrhoidalbeschwerden, als er in unsere Praxis kam. Er befürchtete, eine Operation an sich vornehmen lassen zu müssen. Jedoch wollte er es vorher mit der Blutegeltherapie versuchen. Mit dieser hatte er immer wieder gute Erfahrung gemacht.
Bei der Untersuchung zeigte sich eine Thrombose im Analbereich.

Nach dem Aufsetzen der Blutegel am After fühlte er sich wieder gut. Seine Beschwerden waren verschwunden. Er versprach, bei erneut auftretenden Analbeschwerden wieder Blutegel aufsetzen zu lassen.

Hämorrhoiden schmerzhaft

Die 53jährige Patientin litt unter massiven Hämorrhoidalbeschwerden.
Eine einmalige Blutegelbehandlung im Analbereich rings um den After brachten ihr eine solche Erleichterung, dass sie meinte, eine weitere Behandlung sei vorerst nicht mehr vonnöten.
Mit einer nachfolgenden chirotherapeutischen Behandlung schlossen wir die Therapie ab.

Hämorrhoiden mit Afterjucken

Die 64jährige Patientin kam mit den Nerven am Ende in unsere Praxis. Sie hatte seit einem dreiviertel Jahr verstärkt auftretende Hämorrhoiden und Afterjucken. Dieses verstärkte sich deutlich unter Stress oder bei Aufregung. Ihr Arzt hatte diese schon fünfmal veröden lassen. Die letzte Verödung war sehr schlimm. Die Schmerzen waren hinterher stärker als vorher. Ständig war sie damit beschäftigt, ihren After zu pflegen.
Sie wusste sich keinen Rat mehr.
Eine Freundin erzählte ihr von der Blutegeltherapie. Nach einem Aufklärungsgespräch setzten wir ihr die Blutegel auf die Hämorrhoiden.
Vier Tage später stellte sie sich zu einer Nachuntersuchung wieder in der Praxis ein. Sie hatte keinerlei Schmerzen mehr.
Nach den Behandlungen konnte sie gar nicht verstehen, dass sie erst nach so langer Zeit von der Blutegeltherapie erfahren hat.
Insgesamt war die Patientin mit unseren Behandlungen sehr zufrieden und fühlte sich rundherum wohl.

Hämorrhoiden und Analprolaps

Die 43jährige Patientin wurde vor einem dreiviertel Jahr wegen eines Analprolapses operiert. Ihre Hämorrhoiden hatten sich damals von einem auf den anderen Tag so schnell vergrößert und waren sehr schmerzhaft. Der dabei entstandene Vorfall, der sich nicht mehr zurückschieben ließ, musste operiert werden.

Sie hatte schon immer Hämorrhoiden. Zusätzlich litt sie an einem Analprolaps. Bei einem Analprolaps stülpt sich ein Teil des Enddarms nach außen, der nach jedem Stuhlgang wieder zurückgeschoben werden muss. Dadurch treten immer wieder Reizungen und Schmerzen in diesem Bereich auf. Allgemein ist es ein sehr schmerzhafter Zustand und bedarf einer intensiven hygienischen Pflege.

Inzwischen kam sie mit diesen Beschwerden ganz gut zu Recht. Nach der Operation hatte sich jedoch wieder eine perianale Venenthrombose (äußere Hämorrhoide) gebildet, die ziemlich schmerzhaft war. Sie konnte kaum gehen und lag die ganze Zeit. Sitzen war nur noch mit einem Ring möglich.

Schon beim ersten Besuch in der Praxis wurden der Patientin Blutegel auf die Thrombose im Analbereich aufgesetzt. Danach trat eine erhebliche Erleichterung auf. Die Sitzprobleme waren jedoch damit noch nicht behoben.

Wir wiederholten die Behandlung nach bereits 4 Tagen. Danach ging es ihr deutlich besser. Sie hatte kaum mehr Hämorrhoidalbeschwerden. Ein allgemeines Wohlbefinden hatte sich eingestellt. Eine weitere Blutegelbehandlung war nicht mehr notwendig.

Hämorrhoiden und Hüftgelenkbeschwerden

Die Mutter der Patientin war wegen einer Blutegelbehandlung in unserer Praxis. Ihre Begeisterung übertrug sie auf ihre Tochter, die mit ihren 44 Jahren nach der Geburt ihres Kindes unter Hämorrhoiden litt. Dadurch bekam sie Marisken (vernarbte Hämorrhoiden), die teilweise auch schon chirurgisch entfernt worden waren.

Seit neuester Zeit hatte sie auch mit dem rechten Hüftgelenk Probleme und Verdauungsbeschwerden. Sie neigte zur Verstopfung. Die Hämorrhoiden machten ihr keine Probleme. Es war der Enddarmbereich, der schmerzhaft spürbar war. Sie war sehr gespannt, wie sich die Blutegeltherapie anfühlen würde.
Insgesamt setzten wir ihr nur 3 Blutegel am Beginn der Analfalte auf. Sie empfand ihren Zustand nach der Blutegeltherapie entlastend und fühlte sich „irgendwie" erleichtert.
3 Tage später kam sie zur Kontrolle in die Praxis. Sie strahlte, denn es ging ihr gut. Sie hatte keine Verstopfung mehr, ihre rechte Hüfte war beschwerdefrei und ihr ganzer Unterleib war wesentlich „ausgeglichener." Ihre Hämorrhoidalbeschwerden waren außerdem vollkommen beseitigt.

Hämorrhoiden und Wirbelsäulenbeschwerden

Ursprünglich kam die jetzt 64jährige Patientin wegen Wirbelsäulenbeschwerden in die Praxis. Sie wurden von uns schon seit Jahren regelmäßig mit Schröpfen, Baunscheidtieren, Massagen, Chiro- und Neuraltherapie behandelt. Dadurch traten ihre Beschwerden an der Wirbelsäule nur noch sporadisch auf.
Nach der ersten Blutegelbehandlung fühlte sie sich sehr gut. Im Laufe der Zeit lösten die Blutegelbehandlungen bei ihr alle anderen Therapien ab, sodass sie bis zum jetzigen Zeitpunkt zwei- bis dreimal jährlich kam, um sich die Beschwerdefreiheit am Rücken zu erhalten.
Nervöse Herzbeschwerden, die bei ihr aufgetreten waren, konnten wir mittels einer Segmenttherapie mit Blutegeln problemlos beseitigen. Als sie jetzt zu uns in die Praxis kam, konnte sie wegen starker Hämorrhoidalschmerzen fast nicht sitzen. Da die Hämorrhoiden teilweise aus dem Darm nach außen getreten waren, setzten wir die Blutegel direkt auf die Hämorrhoiden auf. Die Nachbehandlung erfolgte durch Salben, sodass die Patientin 14 Tage nach der Blutegeltherapie beschwerdefrei war.

Vier Monate später traten erneut leichte Beschwerden auf, die wir durch eine Blutegeltherapie an der Lendenwirbelsäule beseitigen konnten.

Während der nächsten vier Jahre kam sie in einem halbjährlichen Rhythmus zur Blutegeltherapie.

Als sie dann erneut in unsere Praxis kam, hatte sie starke Probleme mit ihrem Darm. Das Essen bekam ihr nicht mehr und sie war matt und schlapp. Sie erhielt von uns pflanzliche Medikamente verordnet und wir führten eine Neuraltherapie durch. Nachdem sich nach einer Woche ihr Zustand nicht verbessert hatte, überwiesen wir sie zur weiteren Abklärung an einen Darmspezialisten. Dieser stellte einen Dickdarmkrebs im frühen Stadium fest, der operativ vollständig entfernt werden konnte.

Als sie einige Monate später zur Nachkontrolle zu uns in die Praxis kam, berichtete sie, dass ihr Bauch völlig in Ordnung sei. In den ganzen letzten Jahren habe sie keinerlei Rücken- und Hämorrhoidalbeschwerden mehr gehabt. Sie fühlte sich gesund und wohl.

Schmerzende Hämorrhoiden

Die 54jährige Patientin litt unter schmerzenden Hämorrhoiden. Schon seit geraumer Zeit versuchte sie, mit pflanzlichen Mitteln die Beschwerden zu lindern.

Dieser Patientin setzten wir wenige Blutegel direkt auf die äußeren Hämorrhoiden. Zeitgleich setzten wir Blutegel im Bereich der unteren Lendenwirbelsäule auf.

Danach war die Patientin beschwerdefrei und musste nicht wieder wegen Hämorrhoidalschmerzen behandelt werden.

Blutschwamm

Blutschwämme (Hämangiome) können sich bereits kurz nach der Geburt oder erst im höheren Lebensalter bilden. Es gibt verschiedene Typen. Eines jedoch haben sie gemeinsam: Es handelt sich immer um Gefäßwucherungen. Manchmal bilden sie sich spontan zurück, andere dagegen muss man operativ entfernen.
Die Wirkungsweise der Blutegel ist in diesem Fall ungeklärt. Man setzt sie direkt auf den Blutschwamm auf. Die Nachblutung ist dabei meist sehr stark. Dies bringt jedoch die besten Erfolge.

Blutschwamm Handfläche links

Vor 19 Jahren war bei der jetzt 58jährigen Patientin ein Blutschwamm am linken Handgelenk operativ entfernt worden. Es bestand noch ein Blutschwamm an der linken Handinnenfläche. Dieser Blutschwamm hatte ihr vor vier Jahren schon einmal Probleme bereitet. Die Beschwerden vergingen jedoch innerhalb von sechs Monaten von allein. Jetzt waren erneut Schmerzen aufgetreten. Außerdem konnte sie den linken Mittel-, Ring- und Kleinfinger nicht mehr richtig strecken. Da die Handinnenflächen sehr empfindlich sind, setzten wir der Patientin im Bereich der Operationsnarbe am linken Handgelenk Blutegel auf. Bei dieser Patientin trat eine starke lokale Reaktion ein. Mit den bereits erwähnten Methoden bekamen wir diese in den Griff.
Nach ihrem Urlaub, zwei Monate später, kam die Patientin erneut in unsere Praxis. Der Blutschwamm war deutlich weicher geworden. Sie konnte die drei Finger wieder schmerzfrei bewegen. Manchmal trat ein leichtes Ziehen in den Fingern auf. Sie war sehr zufrieden mit der Behandlung und meinte, es sei mehr erreicht worden, als sie erwartet hatte. Eine weitere Behandlung war ihrer Meinung nach nicht mehr notwendig.

Erkrankungen der Haut

Die Krankheiten der Haut bilden ein breites Spektrum.
Über Hautausschläge bis hin zu Hautbeschwerden, die nicht von sichtbaren Hautveränderungen begleitet werden. Wir wollen unseren Lesern in diesem Kapitel einige Patienten vorstellen, die im Laufe der Jahre bei uns in Behandlung waren. Damit decken wir bei weitem nicht alle Erkrankungen der Haut ab. Das ist auch nicht unser Bestreben. Wir wollen nur aufzeigen, welche Möglichkeiten und Chancen durch die Behandlung mit Blutegeln bestehen.

Rezidivierender Abszess am linken Oberarm

Durch Infektionen mit Eiteransammlung entstehen Abszesse an der Haut. Sie bilden eine gerötete, überwärmte, mit Eiter gefüllte Schwellung. Starker Druckschmerz, oft verbunden mit einem klopfenden Schmerz, ist typisch. Manchmal treten begleitend Fieber und Abgeschlagenheit auf.
Die Blutegel werden direkt auf den Abszess aufgesetzt. Wenn dies zu schmerzhaft ist, erfolgt das Aufsetzen daneben. Für die völlige Ausheilung sind allerdings in den meisten Fällen mehrere Behandlungen erforderlich.
Die entzündungshemmende Wirkung der Blutegel wird durch die Nachblutung, die den Abszess ausschwemmt, unterstützt. Wir sind immer wieder über die gute Wirkung der Blutegel bei Abszessen erstaunt. Bereits mit 13 Jahren wurde der Patient wegen einer Knochenmarkentzündung am linken Oberarm operiert. Seit seinem 24. Lebensjahr traten bei ihm fast regelmäßig tiefsitzende, hochfieberhafte Abszesse auf. Dabei schwoll der Oberarm massiv an. Diese Abszesse traten bisher mindestens zweimal im Jahr auf und wurden immer wieder antibiotisch behandelt.
Als der Patient in unsere Praxis kam, war er 34 Jahre alt. Zu diesem Zeitpunkt hatte er wieder einen großen Abszess am linken Oberarm. Nach der Behandlung mit 13 Blutegeln, die direkt auf die entzündete

Stelle gesetzt wurden, ging es ihm wesentlich besser. Die Entzündung ging zurück. Eine Woche später verschlimmerte sich die Entzündung im Rahmen eines grippalen Infektes wieder.

Nach Abklingen der Erkältung wurde deshalb sofort wieder mit Blutegeln behandelt. Da zwar eine deutliche Besserung des Befundes eingetreten war, aber immer noch Restbeschwerden bestanden, wurde zwei Wochen später eine dritte Blutegelbehandlung durchgeführt. Begleitend wurde der Abszess mit Zwiebelauflagen und Salbenumschlägen nachbehandelt. Daraufhin bildeten sich die Entzündung und der Abszess vollständig zurück.

Neun Monate später kam es zu einem erneuten Auftreten des Abszesses. Mit einer einmaligen Blutegelbehandlung, begleitet mit Zwiebelauflagen, war der Abszess nach einer Woche abgeklungen. Bemerkenswert dabei ist, dass sich nach der ersten Blutegelbehandlung der Abstand bis zum Auftreten eines neuen Abszesses deutlich vergrößert hatte (zirka neun Monate). Außerdem traten beim letzten Abszess die sehr hohen, extrem belastenden Fieberschübe bis 40 Grad nicht mehr auf. Im Gegensatz zu den früheren Krankheitsereignissen konnte der Patient während des Krankheitsgeschehens voll arbeiten.

Lipom am rechten Schulterblatt

Gutartige Fettgewebsgeschwülste werden Lipome genannt. In den meisten Fällen wachsen diese Geschwülste relativ langsam. Im Laufe der Jahre können sie jedoch eine enorme Größe annehmen. Sie erscheinen als abgegrenzte knotige Strukturen oder als weit verbreitete, diffuse Fettgewebsvermehrung. Normalerweise werden sie operativ entfernt. Eine Behandlung mit Blutegeln hatten wir nie erwogen.

Bei dem folgenden Fall handelt es sich um eine Besonderheit. Die 54jährige Patientin kam mit dem Wunsch zu uns in die Praxis, eine Blutegelbehandlung an dem Lipom durchführen zu lassen.

Sie hatte keine akuten Beschwerden. Mit einer Blutegelbehandlung wollte sie versuchen, die Größe dieses Lipoms mit einem Durchmesser von zirka zehn Zentimeter zu beeinflussen. Diese Fettgewebsgeschwulst befand sich auf ihrem rechten Schulterblatt. Durch ihre Kleidung hindurch war diese Stelle immer spürbar. Sie hatte Bedenken, sich dieses große Lipom operativ entfernen zu lassen.

Wir beschlossen, die Behandlung mit Blutegeln zu versuchen und setzten der Patientin Blutegel direkt auf das Lipom auf. Nach der Behandlung empfand die Patientin das Lipom als weniger störend. Auch wir hatten den Eindruck, die Gewebeschwellung sei etwas zurückgegangen. Zu unserer großen Überraschung brachte diese Therapie doch einen gewissen Erfolg.

Nach fünf Monaten ließ sie die Behandlung wiederholen. Obwohl die Größe des Lipoms selbst unbeeinflusst blieb, war die Patientin mit dem Erfolg zufrieden. Auch bei späteren Terminen klagte die Patientin nie wieder über eine Missempfindung in diesem Bereich.

Furunkulose an beiden Oberschenkeln

Ein Furunkel ist eine eitrige Entzündung eines Haarbalgs und/oder einer Talgdrüse. Treten mehrere Furunkel gleichzeitig oder sehr oft auf, spricht man von einer Furunkulose.

Für die Wirkungsweise und die Ansatzstelle der Blutegel gilt das Gleiche wie bei Abszessen: Möglichst nahe am Furunkel die Tiere aufsetzten. Dadurch entfaltet sich die entzündungshemmende Wirkung am besten, und der meiste Eiter fließt zum größten Teil mit der Nachblutung ab.

Bei der 32jährigen Patientin traten seit über vier Jahren Furunkeln im Bereich beider Oberschenkelinnenseiten auf. Eine vom Hausarzt durchgeführte antibiotische Behandlung blieb erfolglos.

Innerhalb der nächsten neun Monate wurden insgesamt sechs Blutegelbehandlungen durchgeführt. Die Blutegel setzten wir direkt bzw. neben die Furunkel auf. Begleitend wurde gegen Ende der Blutegelbehandlungen eine medikamentöse Therapie zur Regulierung der Darmflora durchgeführt. Im Verlaufe der Behandlungen waren Anzahl und Größe der Furunkel rückläufig. Nach der letzten Behandlung bestanden keinerlei Beschwerden mehr und sind auch bis heute nicht wieder aufgetreten.

Hauttransplantation an der Nase

Transplantationen sind die am besten nachgewiesenen Anwendungsgebiete der Blutegeltherapie. Dies ist ein in der klassischen Schulmedizin anerkanntes Einsatzgebiet von Blutegeln.

Seit Anfang der 80er Jahre berichteten immer mehr Krankenhäuser über den erfolgreichen Einsatz von Blutegeln zur Erhaltung von Transplantaten. Dabei geht es vor allem um Hauttransplantationen oder um abgetrennte Körperteile wie Finger oder Ohren, die wieder angenäht wurden. Dies nennt man Replantation. Nach solchen Trans- oder Replantationen kommt es in der übertragenen Haut oder dem angenähten Köperteil zu Blutstauungen. Dies stellt eine der häufigsten Ursachen für das Absterben eines Trans- oder Replantats dar.

Setzt man Blutegel auf, wird schon durch die Nachblutung der Blutstau verringert. Die blutgerinnungshemmende und blutverdünnende Wirkung fördert eine Entlastung des Gewebes.

Bei dem 63jährigen Patienten wurde eine Hauttransplantation an der Nase durchgeführt. Dieses Transplantat drohte abzusterben. Deshalb wurden wir vor einigen Jahren von dem behandelnden Hals-Nasen-Ohren-Arzt ins Krankenhaus gerufen. Das Transplantat hatte sich bereits an den Rändern gelöst und eine sehr dunkle, schon fast schwarze Färbung angenommen.
In diesem Fall setzten wir vier Blutegel direkt auf das Transplantat. Schon nach zirka 15 Minuten erschien die Haut heller. Am nächsten Tag, nach einer nochmaligen Behandlung, hatte das Transplantat fast die normale Hautfarbe. Das Transplantat konnte erhalten bleiben. Eine weitere Behandlung war nicht notwendig.

Juckreiz an der Halswirbelsäule bis über beide Schultern

Juckreiz kann durch viele verschiedene Krankheiten an der Haut oder der inneren Organe ausgelöst werden. Oft handelt es sich um einen Juckreiz, dessen Ursache für uns nicht erkennbar war. Die Blutegeltherapie setzten wir deshalb als Umstimmungsmittel ein. Durch den gesetzten Reiz sollte ein Umschwung in den Körperreaktionen hervorgerufen werden. Dabei wurden die Blutegel an dem Wirbelsäulensegment aufgesetzt, das für die Versorgung des juckenden Hautareals zuständig ist.
Den 72jährigen Patienten quälte ein starker Juckreiz, der sich, von der Halswirbelsäule und oberen Brustwirbelsäule ausgehenden, bis über beide Schultern hinzog. Die Problematik war so stark ausgeprägt, dass ihn der Juckreiz sogar nachts nicht schlafen ließ.
Bei der körperlichen Untersuchung fanden sich starke muskuläre Verspannungen in dem vom Juckreiz betroffenen Areal. Neben entkrampfenden und durchblutungsfördernden Medikamenten wurde eine Blutegelbehandlung durchgeführt. Die Blutegel wurden an der Halswirbelsäule aufgesetzt. Nach der Behandlung waren der Juckreiz und die Verspannungen verschwunden. Der Patient konnte wieder durchschlafen.

Einige Monate später ließ er zur Vorsorge nochmals eine Blutegeltherapie durchführen. Auch nach dieser Behandlung ist er beschwerdefrei geblieben.

Nagelbett- und andere Entzündungen

Nagelbettentzündungen können durch kleinste Verletzungen entstehen. Sind die Entzündungsreaktionen stark ausgeprägt, kann es zu Eiterungen kommen. In diesen Fällen haben die Blutegel eine örtlich entlastende und entzündungshemmende Wirkung. Da der Entzündungsherd in den allermeisten Fällen nicht so groß ist wie bei einem Furunkel oder Abszess, heilt die Nagelbettentzündung in der Regel nach einer Blutegelbehandlung aus.

Wir konnten in all den Jahren unserer Praxistätigkeit eine Heilung meist innerhalb weniger Tagen beobachten.

Die Blutegel werden auf die Entzündung oder gegebenenfalls direkt daneben platziert. Dadurch erreicht man die maximale Wirkung.

Nagelbettentzündung am linken Mittel- und rechten Zeigefinger

Bei dem 5jährigen Patienten war am linken Mittel- und rechten Zeigefinger eine Nagelbettentzündung entstanden. Mit einer Salbe heilte der rechte Zeigefinger aus. Am linken Mittelfinger war die Wirkung nicht befriedigend.

Nach Absprache mit dem jungen Patienten wurden ihm zwei Blutegel am linken Mittelfinger direkt unterhalb der Nagelbettentzündung aufgesetzt. Mit einem dicken Verband ging er stolz nach Hause.

Mit der Abheilung der Wunden war auch die Nagelbettentzündung verschwunden. Heute noch ist er der Ansicht, dass er sich im Wiederholungsfall jederzeit wieder Blutegel ansetzten lassen würde.

Erkrankungen des Kopfes und der Nerven

Für die Blutegeltherapie sind von den Erkrankungen des Kopfes und der Nerven vor allem diese zugänglich, die mit Durchblutungsstörungen einhergehen. Dazu zählen sicher der Schlaganfall (siehe Kapitel „Schlaganfälle") und die Migräne. Aber auch Kopfschmerzen, die häufig durch Wirbelsäulenverspannungen entstehen, und Schwindel, ebenfalls relativ oft ein Halswirbelsäulenproblem, sind gut damit zu behandeln. Diese Fälle hätten wir unter der Rubrik Wirbelsäulenbeschwerden einreihen können. Bei diesen Patienten war aber der Kopfschmerz oder der Schwindel so vorherrschend, dass wir uns entschlossen, sie in ein eigenes Kapitel aufzunehmen.
Allerdings sind nicht nur die oben aufgeführten Erkrankungen ein gutes Einsatzgebiet. In diesen Fällen ist die Wirkung gut nachvollziehbar. Es gibt aber eine Reihe von Krankheiten, bei denen sich die gute Wirkung der Blutegel nicht so einfach erklären lässt, wie beispielsweise die Gürtelrose, verschiedene nervöse oder neurogene

Störungen, deren Ursache nicht herausgefunden werden konnte, und Veränderungen der Nerven durch Diabetes. Dies gilt übrigens auch für die Gefäßveränderungen bei Diabetes.

Drehschwindel mit Brechreiz

Bei der 70jährigen Patientin trat Drehschwindel auf, begleitet von Brechreiz. Um die Durchblutung im Gehirn zu verbessern, setzten wir die Blutegel an der Halswirbelsäule an.
Danach war die Patientin vom Drehschwindel befreit und blieb beschwerdefrei.
In den Jahren nach der Blutegelbehandlung sind keine Schwindelanfälle mehr aufgetreten.

Kopfschmerzen, Gelenkbeschwerden, Gelenkverschleiß der Kniegelenke und Osteoporose, Zöliakie

Häufige Ursache von Kopfschmerzen sind Verspannungen und Blockierungen an der Halswirbelsäule. Echte Migräne oder andere Formen von Kopfschmerzen sind seltener.
Im ersteren Fall ist eine begleitende chirotherapeutische Behandlung auf jeden Fall sinnvoll. Oft können schon allein damit die Beschwerden zum Abklingen gebracht werden. Wir setzen die Blutegel meistens erst ein, wenn wir mit einer Chirotherapie allein keinen befriedigenden Erfolg erringen können. Die Blutegel werden in diesen Fällen an der Halswirbelsäule aufgesetzt. Neben einer lokalen Entspannung wird auch die Durchblutung im Kopf verbessert.
Aufgrund einer Reportage über Blutegelbehandlungen kam die 71jährige Patientin zu uns. Ihr schmerzten alle Gelenke und die Wirbelsäule. Als Grunderkrankung bestand bei ihr eine Zöliakie.
Zöliakie ist eine Erkrankung des Darms. Diese Patienten reagieren allergisch auf Gluten, ein Bestandteil in Weizen, Roggen, Gerste und Hafer. Eine strenge Diät ist das einzig bekannt wirksame Mittel, um die Krankheit zu heilen. Wird diese Diät nicht eingehalten, hat dies

die unterschiedlichsten Auswirkungen. So kommt es zu Mangelerscheinungen, Knochendeformierungen, Kleinwuchs und so weiter.
Außerdem gab sie an, Kopfschmerzen zu haben und an Gelenkverschleiß beider Kniegelenke und der Wirbelsäule sowie an Osteoporose zu leiden. Bei der Osteoporose nimmt die Dichte des Knochens schneller ab als normal. Der Knochen wird im Laufe der Zeit instabiler und ist Druckbelastungen nicht mehr so gut gewachsen. Es kann dann leicht zu Knochenbrüchen kommen. Die Beschwerden bestehen hauptsächlich in Schmerzen, die sich leider erst in einem relativ weit fortgeschrittenen Stadium zeigen.
Nach den Abnutzungen der Gelenke ist dies die häufigste Erkrankung am Bewegungsapparat. Vor allem Frauen sind für diese Erkrankung anfällig. Ungefähr 15 Prozent der Frauen, die älter als 65 Jahre sind, leiden an Osteoporose. 30-40 Prozent aller Knochenbrüche resultieren daraus.
Da die Patientin einen weiten Anfahrtsweg hatte, setzten wir ihr sofort Blutegel im Bereich der Halswirbelsäule auf. Zusätzlich wurde sie mit einem Enzympräparat und Vitamin E behandelt.
Bei der 14 Tage später stattfindenden Behandlung an der Lendenwirbelsäule fühlte sich die Patientin schon besser. Die Kopfschmerzen waren nicht mehr aufgetreten. Nach der zweiten Behandlung waren die Beschwerden im linken Bein fast weg.
Im Laufe des nächsten Jahres wurden ihr insgesamt zehnmal Blutegel aufgesetzt, abwechselnd an den beiden Oberarmgelenken, der Hals- und Lendenwirbelsäule und dem linken Kniegelenk, wo die Verschleißerkrankung besonders weit fortgeschritten war.
Im gesamten Behandlungsverlauf ging es ihr zunehmend besser, sodass danach die Therapie beendet werden konnte. Das Ausmaß der Osteoporose konnten wir selbstverständlich mit der Blutegeltherapie nicht beeinflussen. Dazu müssen andere therapeutische Maßnahmen ergriffen werden. Bestimmte Medikamente sind nötig, um das Fortschreiten der Osteoporose zu verhindern oder sogar die Knochendichte wieder zu steigern.

Wichtig bei dieser Patientin war die zu Beginn durchgeführte Behandlung eines Darmpilzes mit nachfolgender Sanierung der Darmflora und einer Ernährungsumstellung. Dies führte dazu, dass sie Nahrungsmittel wesentlich besser vertrug. Dadurch war die Aktivität der Grunderkrankung deutlich vermindert und die Basis geschaffen worden für ein längerfristig anhaltendes Wohlbefinden.

Kopfschmerzen und Ohrgeräusche

Bei der 61jährigen Patientin traten in Abständen von vier bis fünf Wochen Kopfschmerzattacken auf. Der Schmerz zog vom Nacken aus in den Kopf. Die vorwiegend nächtlich auftretenden Attacken verursachten so starke Schmerzen, dass sie unruhig im Zimmer hin und her getrieben wurde. Zusätzlich klagte sie über Ohrgeräusche im rechten Ohr und Lendenwirbelsäulenbeschwerden, die sich, seitdem sie im Ruhestand war, gebessert hatten. Sie traten nur noch vereinzelt nach besonderen Belastungen auf.

Bei der körperlichen Untersuchung fiel der Bereich Lendenwirbelsäule/Unterbauch als besonders empfindlich auf. Deshalb setzten wir erstmalig die Blutegel an der Lendenwirbelsäule an. Nach dieser Behandlung zeigte sie deutlich mehr Schwung und Lebensfreude.

14 Tage später behandelten wir die Patientin an der Halswirbelsäule. Daraufhin veränderten sich ihre Ohrgeräusche. Diese hatten vorher den ganzen Tag über bestanden und traten jetzt vorwiegend abends auf. Sie fühlte sich sehr aktiv und gesund. Mit einer chirotherapeutischen Behandlung schlossen wir die Therapie bei der Patientin ab.

Als die Patientin zwei Jahre später wieder in unsere Praxis kam, erzählte sie, dass diese furchtbaren Kopfschmerzen seit der damaligen Blutegelbehandlung nicht mehr aufgetreten seien. Die Ohrgeräusche hatten sich weiter gebessert. Oft nahm sie diese gar nicht mehr wahr, als ob sie nicht mehr vorhanden seien. Meist bemerkte sie die Ohrgeräusche nur unter Stress. Die Beschwerden im Bereich der Lendenwirbelsäule hatten sich gebessert. Sie spürte diese noch nach den Gartenarbeiten, doch dann würden sie nach kurzer Zeit wieder verschwinden. Eine Freundin, die mit ihr in die Praxis kam, äußerte sich dahingehend, dass sie seit den Blutegelbehandlungen wesentlich „fitter" geworden sei: Sie würde ihr manchmal „richtig davonrennen".

Die Patientin war gekommen, um sich erneut Blutegel ansetzen zu lassen. Dies geschah aus vorbeugenden Gründen, um sich ihren guten gesundheitlichen Zustand zu erhalten. Sie hatte beschlossen, zukünftig jedes halbe Jahr zu einer Blutegelbehandlung zu kommen.

Kopfschmerzen, Wirbelsäulen-, Kniegelenkbeschwerden, Schmerzen in den Waden

Den 33jährigen Fußballer plagten verschiedene Beschwerden. Am Wochenende traten bei ihm Kopfschmerzen über den Augen auf. Er hatte Wirbelsäulen- und Kniegelenkbeschwerden und – was ihm am meisten störte – Schmerzen in beiden Waden. Es war ein ständiges Spannungsgefühl in den Waden. Besonders störend waren die Beschwerden beim Fußballspielen. Auch bei alltäglichen Belastungen traten ständig irgendwelche Schmerzen auf.

Die schmerzhaften Bereiche waren druckempfindlich. Vor allem an den Kniegelenken bestanden starke Schmerzen. Deshalb führten wir dort eine neuraltherapeutische Behandlung durch.

Einige Tage später setzten wir Blutegel auf beide Waden. Es verschwanden nicht nur die Wadenschmerzen, sondern auch die wöchentlich wiederkehrenden Kopfschmerzen.

Erst zehn Wochen später traten die Schmerzen in den Waden erneut auf. Dieses Mal führten wir analog zur ersten Behandlung eine Neural- und dann Blutegeltherapie durch. Danach war der Patient beschwerdefrei. Seit dieser Zeit sind fast 20 Jahre vergangen. Der Patient musste seither wegen dieser Beschwerden nicht mehr behandelt werden.

Schwindelanfälle bei Kopfbewegungen

Die 63jährige Patientin hatte in ihrem Leben schon viele Beschwerden gehabt. Mit zunehmendem Alter schien sie immer gesünder zu werden. Momentan machten ihr ständig auftretende Schwindelanfälle bei Kopfbewegungen zu schaffen. Zusätzlich bestanden krampfartige Schmerzen zwischen den Schulterblättern.
Drei chirotherapeutische Behandlungen brachten den Schwindel zum Verschwinden. Die krampfartigen Muskelschmerzen hatten sich fast aufgelöst.
Eigentlich war die Behandlung schon beendet, als sich die Schwindelanfälle nach zwei Monaten wiederholten. Dieses Mal setzten wir die Blutegel an der Halswirbelsäule an. Daraufhin trat der Schwindel nicht mehr auf. Drei Monate später wurde die Behandlung vorsichtshalber wiederholt, um die Halswirbelsäule zu stabilisieren.
In den folgenden Jahren ließ sich die Patientin bei Verspannungen im Rücken entweder Schröpfköpfe oder Blutegel aufsetzen. Sie fühlt sich seitdem frisch und gesund.

Schwindel, Ohrgeräusche und Muskelkrämpfe der Zehen

Bei Ohren- oder Augenkrankheiten oder Beschwerden im Bereich der oberen Halswirbelsäule kann es zu Schwindelanfällen oder dauerhaftem Schwindel kommen. Häufig bestehen auch kombinierte Probleme. Je nach Ursache werden die Blutegel im Bereich der Schläfen, hinter den Ohren, an der Halswirbelsäule oder an mehreren dieser möglichen Ansatzpunkte platziert.
Die wesentlichen Beschwerden waren bei dem 73jährigen Patienten immer wieder auftretende Schwindelanfälle und Ohrgeräusche, nachlassende Konzentrationsfähigkeit und Muskelkrämpfe in den Zehen beider Füße. Außerdem klagte er über schon seit der Jugend bestehende starke Blähungen, er fühlte sich wie „aufgeblasen".

Bei der körperlichen Untersuchung war der gesamte Bauchbereich aufgetrieben und druckschmerzhaft. Auffallend waren außerdem eine Beinlängendifferenz, eine Wirbelsäulenverkrümmung und eine Versteifung im Bereich der Halswirbelsäule.

Bei diesem Patienten wurden zuerst zwei chirotherapeutische Behandlungen durchgeführt. Im Anschluss erfolgte eine Blutegelbehandlung an der Halswirbelsäule, der zwei Tage später eine Blutegelbehandlung im Bereich der Lendenwirbelsäule folgte. Der Patient fühlte sich danach beweglicher und wohler. Der Schwindel war nicht mehr aufgetreten und die Bauchbeschwerden waren deutlich weniger schmerzhaft.

Vier Wochen später wurden ihm nochmals Blutegel im Bereich der Halswirbelsäule und anschließend wieder an der Lendenwirbelsäule angesetzt. Während der ganzen Zeit erhielt der Patient begleitend pflanzliche Medikamente. Nach dieser Therapie waren sämtliche Beschwerden des Patienten verschwunden. Bislang mussten die Behandlungen auch nicht wiederholt werden.

Zuckungen in der linken Gesichtshälfte

Seit drei Jahren traten bei dem 44jährigen Patienten ständig Zuckungen des linken Oberlides und Mundwinkels auf, die sich über die gesamte Gesichtshälfte hinzogen. Bei einer neurologischen Untersuchung wurde ihm mitgeteilt, dass zwei Nerven zu nahe beieinander liegen und deshalb die Zuckungen entstehen. Dagegen könne man nichts tun.

Die Untersuchung in unserer Praxis ergab druckschmerzhafte Punkte des Trigeminus. Dieser Nerv ist für die Hautempfindungen im Gesichtsbereich zuständig. Außerdem war der gesamte Halswirbelsäulen-Schulterbereich massiv verspannt.

Wir begannen die Therapie mit einer Blutegelbehandlung an der Halswirbelsäule. Danach waren die Zuckungen für drei Tage völlig verschwunden. Später traten sie erneut auf, jedoch deutlich geringer ausgeprägt. Die Zuckungen waren in ein Zittern der Muskulatur übergegangen.

Der Patient bekam für zu Hause Muskel- und Augenentspannungsübungen gezeigt. Es wurden noch drei chirotherapeutische Behandlungen durchgeführt. Danach war der Patient beschwerdefrei.

Schlaganfälle

Bei Schlaganfällen kommt es infolge Durchblutungsstörungen oder Einblutungen im Gehirn zur Zerstörung von Gehirngewebe. Dadurch fallen bestimmte Körperfunktionen vorübergehend oder für immer aus. Oft haben die Patienten nach Schlaganfällen Schmerzen in manchen Gelenken oder Muskelbereichen. Diese lassen sich nur sehr schlecht beeinflussen.

Ob bei diesen Patienten eine verbesserte Gehirndurchblutung, die verbesserte Durchblutung im Körper oder der Reiz durch die Behandlung mit Blutegeln wirkt, können wir nicht sagen. Unsere Beobachtung ist jedoch, dass solchen Patienten durch die Blutegelbehandlung Erleichterung verschafft wird. Zusätzlich sind Blutegelbehandlungen bei Patienten nach Schlaganfall besonders sinnvoll, da durch die blutgerinnungshemmende und blutverdünnende Wirkung die Durchblutung im Gehirn auf jeden Fall verbessert wird. Auch wird die Bildung von Gerinnseln gehemmt – eine wichtige vorbeugende Maßnahme gegen einen weiteren Schlaganfall. Bei Patienten nach Schlaganfällen oder mit dem Risiko für einen Schlaganfall werden die Blutegel an der Halswirbelsäule aufgesetzt. Von dort wird sehr effektiv die Durchblutung im Gehirn gefördert.

Mehrere Schlaganfälle

Bei dem 62jährigen Patienten bestand seit 33 Jahren ein zu hoher Blutdruck. Dieser wurde schon seit vielen Jahren medikamentös behandelt. Trotzdem hatte er im 50., 57. und 61. Lebensjahr wiederholt Schlaganfälle aufgrund von Gehirnblutungen. Beim letzten Schlaganfall wurde der Sehnerv geschädigt und sein Sehvermögen in Mitleidenschaft gezogen. Belastend war für den Patienten ein ziehender Schmerz, der die gesamte linke Körperhälfte durchzog.
Wir setzten ihm zehn Blutegel im Bereich der obersten Halswirbelsäule an. Nach dieser Behandlung war der Patient schmerzfrei. Sein Sehvermögen konnte leider nicht positiv beeinflusst werden. Anscheinend waren die Zellen des Sehnervs so stark geschädigt, das eine Regeneration nicht möglich war. Die Behandlung musste nicht wiederholt werden, da die Schmerzen weiterhin ausblieben.

Schlaganfall vor einem Jahr

Mit Sprachstörungen und rechtsseitiger Gesichtslähmung nach einem Schlaganfall vor einem Jahr kam die 47jährige Patientin zu uns in die Praxis. Aufgrund einer gestörten Knochenmarksfunktion bildeten sich bei ihr zu viele Blutzellen. Eine Folge davon war die schlechte Fließeigenschaft des Blutes und eine Neigung zu Blutgerinnseln. Dies hatte bei ihr den Schlaganfall verursacht. Quälend war für sie zudem ein ständig vorhandener Brechreiz aufgrund der Medikamente, die sie einnehmen musste.

Sie hatte nach natürlichen Behandlungsmethoden geforscht und war dabei auf die Blutegeltherapie gestoßen. Wir setzten die Blutegel bei ihr an der Halswirbelsäule auf. Wegen des „dicken" Blutes war die Nachblutung nur sehr kurz. Trotzdem fühlte sich die Patientin danach schon viel wohler. In den nächsten drei Jahren kam sie jährlich zweimal zur Blutegelbehandlung. Dabei setzten wir jedes Mal die Tiere immer an der Halswirbelsäule auf. Von Mal zu Mal ging es der Patientin besser. Auch die Sprachstörungen bildeten sich zurück. Die Gesichtslähmung war deutlich schwächer ausgeprägt als zu Beginn der Behandlung.

Erkrankungen der Ohren

Ohrgeräusche sind Geräuschwahrnehmungen eines Menschen, ohne dass ein hörbares Geräusch auftritt. Dieses Geräusch nimmt nur der Betroffene selbst war, nicht jedoch seine Umwelt. Das Geräusch kann ein Summen, Klingeln, Rauschen, Pfeifen oder Zischen sein. Es kann ständig auftreten, aber auch vorübergehend oder pulsierend. Als Ursache kommen neben Durchblutungsstörungen noch viele andere Möglichkeiten infrage, beispielsweise Fremdkörper im äußeren Gehörgang, Infektionen, Krebsgeschwülste, Substanzen, die das Innenohr schädigen, oder auch Blutarmut.
Wichtig bei Ohrgeräuschen ist eine rechtzeitige Behandlung. Je früher eine Therapie begonnen wird, desto größer sind die Erfolgsaussichten.
Bei Ohrgeräuschen werden die Blutegel direkt hinter den Ohren und an der Halswirbelsäule aufgesetzt. Die Gefäße im Bereich der Halswirbelsäule spielen für die Kopfdurchblutung eine wichtige Rolle. Durch die Teilung der Blutegel auf zwei Ansatzstellen erreicht man eine örtliche Wirkung direkt am Ohr und eine verbesserte Durchblutung über die Halswirbelsäule.
Unter Hörsturz versteht man eine ausgeprägte einseitige Schwerhörigkeit, die sich im Laufe von Stunden ausbildet.

Neben dem Hörverlust können Ohrgeräusche und Schwindel auftreten. Häufig sind jüngere Menschen oder Personen im mittleren Lebensalter davon betroffen. In den meisten Fällen normalisiert sich das Hörvermögen innerhalb von 10 - 14 Tagen. Wir haben die Beobachtung gemacht, dass in vielen Fällen das Hörvermögen nicht vollständig zurückkehrt. Die Durchblutungsförderung nach einer Blutegelbehandlung hilft, eine Ausheilung der Infektion zu unterstützen. Die Blutegel werden in diesen Fällen hinter den Ohren oder auch im Bereich der Halswirbelsäule aufgesetzt.

Hörsturz mit Tinnitus, Gonarthrose links

Der Patient kam jetzt 70jährig in unsere Praxis mit Beschwerden am linken Kniegelenk. Er wollte sich Blutegel ansetzen lassen. 1995 hatte er am rechten Ohr einen Gehörsturz mit nachfolgendem Tinnitus. Er war nach dem Hörsturz in einer Klinik in Stuttgart zur Behandlung und hat 3 Wochen lang Infusionen bekommen. Nachdem der Tinnitus nach diesen 3 Wochen nicht weg war, bekam er von seinem behandelnden Professor gesagt, dass er sich mit dem Tinnitus abfinden und damit leben müsste.
Damals kam er auf eine Empfehlung von seinem Kollegen in unsere Praxis. Weil er diesen Zustand nicht akzeptieren wollte und konnte, ließ er sich dann von uns Blutegel ansetzen. Danach war der Tinnitus verschwunden.
3 Wochen später hatte er wieder einen Untersuchungstermin in der Klinik. Sein damals behandelnder Professor konnte zuerst nicht glauben, dass er keine Ohrgeräusche mehr hatte und führte die Heilung nachträglich auf seine Infusionstherapie zurück mit der Bemerkung: „Die Wirkung der Infusion könne auch noch nach 3 Wochen eintreten." Wir wussten jedoch beide, dass dieses gute Ergebnis auf die Blutegelbehandlung zurückzuführen war, denn sein Zustand besserte sich sofort nach der Blutegelbehandlung. Er hatte keine Beschwerden mehr. Der Tinnitus ist seit damals nicht mehr aufgetreten.

Jetzt, 19 Jahre später kam er mit Beschwerden am linken Kniegelenk und erhoffte sich wiederum eine rasche Besserung bzw. Heilung des Kniegelenks, das 1999 operiert worden war. Er hatte sich 1995 durch einen Dienstunfall einen Innenminiscusabriss zugezogen. Danach war er nie mehr ganz beschwerdefrei. Auch die Operation 4 Jahre später brachte nicht die erhoffte Beschwerdefreiheit. Nach der Reha war es etwas besser. Ein Restschmerz blieb jedoch immer bestehen. In den letzten Jahren wurden die Beschwerden am Kniegelenk jedoch wieder stärker. Jetzt konnte er seinen üblichen Sport nicht mehr betreiben.

Wir setzten ihm auf das linke Kniegelenk Blutegel auf. Danach konnte er schon bedeutend besser gehen.

7 Tage später wollten wir die Behandlung wiederholen. Er sagte den Termin ab. Eine weitere Behandlung war nicht mehr notwendig, da sich die Beschwerden verflüchtigt hätten. Sollten wieder mal Probleme auftreten, würde er gern unsere Dienste erneut in Anspruch nehmen.

Hörsturz und Schwindelattacken

Die 58jährige Patientin rief uns in der Praxis an und bat uns um einen Hausbesuch. Sie hatte am Tag zuvor einen Hörsturz auf dem linken Ohr erlitten.

Wir setzten ihr sofort Blutegel an der Halswirbelsäule und hinter beide Ohren. Das rechte Ohr schlossen wir aus vorbeugenden Gründen in die Behandlung mit ein. Am nächsten Tag war sie beschwerdefrei. Sie hatte ihr völliges Hörvermögen zurückerhalten.

Nach einigen Tagen trat eine erneute Verschlechterung auf, die mit Schwindelattacken einherging. Neben einer neuraltherapeutischen Behandlung erhielt sie nochmals eine Blutegeltherapie. Daraufhin war der Schwindel verschwunden und ihr Hörvermögen fast normal. Insgesamt blieb als Restzustand eine geringe Hörminderung bestehen.

In den folgenden Jahren setzten wir die Behandlungen fort. Immer wieder erwähnte sie dankbar die gute Wirkung der Blutegel und möchte auch in Zukunft mit dieser Therapie weitermachen.

Hörsturz linkes Ohr

Bereits seit vielen Jahren war die 61jährige Patientin bei uns in der Praxis.
Sie litt unter den verschiedensten Problemen wie Wirbelsäulenbeschwerden, Hämorrhoiden und Arthrose der Kniegelenke. Was ihr in neuester Zeit am meisten im täglichen Leben zu schaffen machte, war eine eingeschränkte Hörfähigkeit im linken Ohr nach einem Hörsturz und eine beginnende Makuladegeneration.
Sie wurde chiro- und neuraltherapeutisch immer im Wechsel mit einer Blutegeltherapie von uns behandelt.
Mit ihrer Wirbelsäule, der Arthrose und auch den Hämorrhoiden hatte sie deshalb schon seit längerem keine nennenswerten Probleme mehr. Wegen der beginnenden Makuladegeneration und dem Hörsturz setzten wir mehrfach Blutegel auf. Ihre Hör- und Sehfähigkeit verbesserte sich nach jeder Blutegelbehandlung, die teilweise im Bereich der Schläfen durchgeführt wurde, um ihren Zustand zu stabilisieren. Sie war mit den Erfolgen zufrieden und konnte mit den jetzt noch bestehenden leichteren Einschränkungen ihrer Gesundheit gut leben.
Sie nahm sich vor, hin und wieder zur Behandlung zu kommen, um das Erreichte zu erhalten.

Ohrgeräusche beider Ohren

Der 56jährige Patient litt seit einigen Jahren an leichten Ohrgeräuschen. Vor anderthalb Jahren waren diese nach dem Musikhören mit Kopfhörern verstärkt aufgetreten. Seit dieser Zeit waren sie so stark, dass sein Hörvermögen eingeschränkt war. Er hatte das Gefühl, als sei „eine Wand zwischen ihm und der Umwelt".
Insgesamt wurden bei ihm innerhalb der nächsten 15 Wochen vier Blutegelbehandlungen durchgeführt. Gleichzeitig erfolgte auch eine chirotherapeutische Maßnahme. Zu Beginn der Behandlungen traten die Ohrgeräusche morgens verstärkt auf, über den Tag waren sie dann sehr wechselhaft.
Nach der letzten Behandlung war die Schwerhörigkeit behoben. Die Ohrgeräusche selbst waren schwächer geworden, aber nicht völlig verschwunden. Im Gegensatz zu früher gab es jetzt jedoch Zeiten, in denen keinerlei Ohrgeräusche mehr auftraten.

Ohrgeräusche beider Ohren und Diabetes mellitus

Als Grunderkrankung liegt bei der 55jährigen Patientin eine Zuckerkrankheit (Diabetes mellitus) vor. Seit ungefähr 5 Jahren waren beidseitig Ohrgeräusche dazugekommen. Ebenfalls seit Jahren leidet sie unter Halswirbelsäulen- und Schulterbeschwerden.
Bei dieser Patientin setzten wir Blutegel an der Halswirbelsäule auf. Danach verbesserten sich die Ohrgeräusche, waren jedoch weiterhin vorhanden. Die Halswirbelsäulen- und Schulterbeschwerden waren beseitigt. Die Patientin war mit dem Erfolg der Therapie dennoch sehr zufrieden und setzte die Behandlung nicht fort.

Schwerhörigkeit nach Ausspülen der Gehörgänge

Seit sich die 65jährige Patientin vor zehn Tagen ihre Gehörgänge ausspülen ließ, hörte sie nichts mehr und hatte auf dem linken Ohr ein Druckgefühl.

Seit ungefähr zwei Jahren hatte sie zudem Schmerzen an der linken Schulter. Dadurch konnte sie den Arm nicht mehr nach oben strecken. Außerdem bestanden noch Krampfadern am linken Bein.

Da wir starke Verspannungen an der Halswirbelsäule und beiden Schultern feststellten, führten wir zunächst eine chirotherapeutische Behandlung durch. Dieser folgte bereits am nächsten Tag eine Blutegelbehandlung an der Halswirbelsäule. Leider ging es der Patientin danach nur minimal besser. Deshalb behandelten wir weiter mit Chiro- und Neuraltherapien. Dadurch entspannte sich der gesamte Halswirbelsäulen- und Schulterbereich. Die Beweglichkeit des Armes wurde langsam besser.

Bei einer weiteren Blutegelbehandlung setzten wir Blutegel hinter beiden Ohren. Daraufhin verschwand das Druckgefühl am linken Ohr. Sie konnte wieder völlig normal hören. Die Schulterbeschwerden waren ebenfalls weg. Es bestand noch eine schmerzlose Bewegungseinschränkung des linken Armes. Um die Beweglichkeit völlig herzustellen, zeigten wir der Patientin krankengymnastische Übungen für Zuhause. Damit konnten wir die Behandlung beenden.

Erkrankungen der Augen

Bei vielen Augenerkrankungen ist die entlastende und durchblutungsfördernde Wirkung der Blutegel hilfreich. Immer wieder erscheinen Patienten bei uns in der Praxis, die über Sehstörungen klagen. Dies können Störungen sein, die keinem speziellen Krankheitsbild zuzuordnen sind. Es können jedoch auch Beschwerden sein, die auf eine bestimmte Erkrankung zurückzuführen sind.

Wir haben hier einige Fälle aus unserer Praxis aufgeführt. Selbstverständlich gibt es weitere Krankheiten der Augen, bei denen eine Blutegeltherapie sinnvoll ist. Als Beispiele möchten wir den Grünen Star oder die Makuladegeneration nennen.

Sehstörungen bei Zuckerkrankheit

Bei der Zuckerkrankheit (Diabetes mellitus) treten im Laufe der Jahre Veränderungen an den Wänden der kleinen und großen Gefäße auf. Das hat die vielfältigsten Folgen. Da diese ein Problem der Gefäße darstellen, sind Blutegel geradezu prädestiniert für eine solche Erkrankung.

In dem folgenden Fall geht es um eine Sehstörung, die durch Gefäßveränderungen infolge Diabetes aufgetreten sind. Im Normalfall müssen diese Patienten in unterschiedlich großen Abständen mit Laser behandelt werden. Im schlimmsten Fall erblinden die Patienten.

Sehstörungen bei Zuckerkrankheit und Lendenwirbelsäulenbeschwerden

Seit 21 Jahren bestand bei dem 52jährigen Patienten eine Zuckerkrankheit. Schon seit längerer Zeit spritzte er sich Insulin. Aktuell kam er zu uns wegen Schmerzen an der Lendenwirbelsäule, die sich bis in das rechte Bein zogen. Bereits seit 10 Jahren traten Rückenschmerzen auf, die jedoch nie so stark ausgeprägt waren. Außerdem schmerzten ihm beide Kniegelenke. Nach drei neural- und chirotherapeutischen Behandlungen führten wir bei dem Patienten eine Blutegeltherapie an der Lendenwirbelsäule durch. Danach waren die Beschwerden am Rücken und in beiden Kniegelenken behoben. In den nächsten Monaten kam der Patient immer wieder zu uns zur vorbeugenden Behandlung. Da wir mit dem Patienten besprochen hatten, wie sinnvoll bei der vorliegenden Zuckerkrankheit Blutegel seien, setzten wir nicht nur Blutegel an der Lendenwirbelsäule, sondern auch an der Halswirbelsäule auf. Damit sollte die Durchblutung im Kopfbereich verbessert werden.

Als bei dem Patienten durch den langjährigen hohen Blutzucker Gefäßblutungen an beiden Augen auftraten, wurde bei ihm eine Lasertherapie der Augen begonnen. Um diese Behandlung zu unterstützten, setzten wir ihm in dieser Zeit die Blutegel an beide Schläfen. Innerhalb kurzer Zeit musste ein Lasern der Augengefäße nicht mehr durchgeführt werden. Die Blutungen hatten wieder aufgehört. In den nächsten Jahren kam der Patient alle sechs Monate zur Blutegelbehandlung. Er fühlt sich sehr wohl und gesund. Sein Zustand war stabil.

Unglücklicherweise fiel der Patient vor einem Jahr beim Obstpflücken von der Leiter. Während des nachfolgenden Krankenhausaufenthaltes erlitt der jetzt 61-jährige Patient einen Schlaganfall. Dieser war so stark, dass eine weitere Betreuung von unserer Seite aus nicht möglich war.

Sehstörungen auf dem rechten Auge

Schon seit einigen Jahren behandelten wir den 63jährigen Patienten wegen Wirbelsäulenbeschwerden. Zuerst erfolgten diese Behandlungen ausschließlich chirotherapeutisch. Es war viel Überzeugungskunst notwendig, um dem Patienten den Sinn einer Blutegelbehandlung zu erläutern. Dies war uns schließlich gelungen und er war dann begeistert vom Erfolg dieser Behandlung.

Einige Zeit später kam er mit einem völlig anderen Problem zu uns. Die Wirbelsäule war schon lange beschwerdefrei. Neuerdings war bei ihm ein Schleier vor dem rechten Auge aufgetreten. Der Augenarzt konnte die Ursache nicht klären.

Nach einer neuraltherapeutischen Behandlung setzten wir ihm Blutegel an der Halswirbelsäule auf, um die Gehirndurchblutung positiv zu beeinflussen. Danach war der Schleier für einige Zeit verschwunden. Nach einigen Wochen traten die Beschwerden erneut auf. Dieses Mal erfolgten drei neuraltherapeutische Behandlungen. Die Blutegelbehandlung wurde ebenfalls wiederholt. Allerdings wurden die Tiere nicht nur an der Halswirbelsäule, sondern auch an der rechten Schläfe aufgesetzt. Zusätzlich bekam er ein homöopathisches Medikament von uns verordnet.

Erst eineinhalb Jahre später erschien der Patient wieder in unserer Praxis. Er war von der damaligen Behandlung begeistert. Mit seinen Augen hatte er seitdem keine Beschwerden gehabt. Jetzt waren erneut Wirbelsäulenbeschwerden aufgetreten. Hier ließ er sich sofort Blutegel ansetzen. Zusammen mit einer begleitenden chirotherapeutischen Behandlung konnten diese Beschwerden behoben werden.

In den nächsten Jahren musste der Patient nicht behandelt werden. Als er dann wieder in die Praxis kam, geschah dies wegen erneuter Wirbelsäulenbeschwerden, die ebenfalls schnell beseitigt werden konnten.

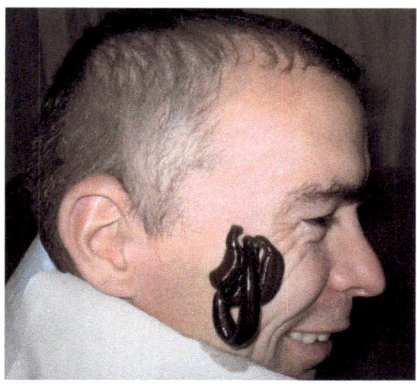

Erkrankungen der Zähne

Mit Krankheiten im Bereich der Zähne kommen die Patienten selten in unsere Praxis. In den meisten Fällen sind dies Erkrankungen, die durch einen Zahnarzt oder Kieferchirurgen behandelt werden müssen. Der folgende Fall war eine Ausnahme: Die Patientin kam mit einer Eiterung an der Zahnwurzel, die sie nicht operieren lassen wollte.

Eiterzahn im linken Oberkiefer

Die 56jährige Patientin kam mit starken Zahnschmerzen in die Praxis. Ihr Mann war bereits bei uns in Behandlung. Wir hatten ihn erfolgreich mit Blutegeln therapiert. Bei ihr bestand ein vereiterter linker oberer Eckzahn, den der Zahnarzt ziehen wollte. Dies hatte sie bisher abgelehnt, da sie Angst vor der Behandlung hatte.
Wir setzten der Patientin auf Höhe der vereiterten Zahnwurzel zwei Blutegel auf. Die Patientin war ganz begeistert, dass die Zahnschmerzen sofort nach der Behandlung zurückgingen. Einige Tage später berichtete sie freudestrahlend, dass sie überhaupt keine Schmerzen mehr habe. Der Eiter hatte sich aufgelöst und der Zahn konnte erhalten werden.

Erkrankungen der weiblichen Geschlechtsorgane

Bei den für die Blutegeltherapie zugänglichen Krankheiten handelt es sich um Störungen im Monatszyklus der Frau oder um Periodenbeschwerden. Beide lassen sich durch eine Blutegelbehandlung positiv beeinflussen.

Monatsblutung mit Kopfschmerzen und Übelkeit

Seit Eintritt der Monatsblutung waren bei der 27jährigen Patientin starke Beschwerden vorhanden. Mit Beginn der Blutung bekam sie Kopfschmerzen, Übelkeit und Erbrechen. Die Blutungen waren stark, traten aber regelmäßig auf. Seit zehn Jahren nahm sie die Pille. Das verbesserte ihre Beschwerden. Die Kopfschmerzen waren jedoch weiterhin vorhanden.
Bei der körperlichen Untersuchung stellten wir einen starken Druckschmerz an der Halswirbelsäule fest. Deshalb wurde zuerst eine chirotherapeutische Behandlung durchgeführt. Darauf erfolgte eine

Blutegeltherapie am Lendenwirbelsäulen-Kreuzbeinübergang. Bei der nächsten Monatsblutung traten nur leichte Kopfschmerzen auf.

Monatsblutung stark und häufig

Mit Periodenbeschwerden kam die 24jährige Patientin zu uns in die Praxis. Alle zwei Wochen traten bei ihr starke Blutungen auf. Dadurch fühlte sie sich sehr geschwächt. Bei der Untersuchung wurde eine Druckempfindlichkeit festgestellt, die sich über den gesamten Unterbauch und die Lendenwirbelsäule erstreckte. Wir führten eine chirotherapeutische Behandlung durch. Zwei Wochen später, in einer blutungsfreien Zeit, setzten wir die Blutegel an der Lendenwirbelsäule auf, um ihren Unterleib zu beeinflussen.
Bei einem Wiedervorstellungstermin eine Woche später berichtete die Patientin, dass die Blutungsstärke deutlich nachgelassen hatte. Sie fühlte sich wohl und wie „ausgeputzt". Im späteren Verlauf stellte sich heraus, dass sich auch die Abstände der Blutung auf zirka vier Wochen normalisiert hatten. Eine nochmalige Behandlung war nicht notwendig.

Schmerzen bei der Monatsblutung

Frauen leiden häufig bei der Monatsblutung unter sehr starken Schmerzen. Mit der Blutegeltherapie gibt es eine Methode, schmerzhafte Monatsblutungen günstig zu beeinflussen. In diesen Fällen werden die Blutegel im Bereich des Lendenwirbelsäulen-Kreuzbein-Übergangs aufgesetzt.

Störungen der Monatsblutung

Zwischenblutungen treten in der Regel durch Störungen im Hormonhaushalt auf. Dies kann beispielsweise durch die Wechseljahre hervorgerufen werden. Üblicherweise werden zur Behandlung Hormone eingesetzt.

Eine Alternative ist der Versuch mit einer Blutegelbehandlung. Die guten Erfahrungen bei diesen Störungen unterstützen den Einsatz der Tierchen. Es muss beachtet werden, dass bei Blutungsstörungen im Rahmen der Wechseljahre keine krankhafte Veränderung an sich vorliegt. Dies ist ein physiologischer Prozess. Bei diesen Störungen können die Blutegel folglich nicht helfen. Relativ häufig treten jedoch Zwischenblutungen bei jüngeren Frauen auf. In diesen Fällen ist eine Blutegelbehandlung durchaus zu befürworten.

Neben den erwähnten Zwischenblutungen sind auch Störungen in der Blutungsstärke oder im –Rhythmus (zu kurzer oder zu langer Monatszyklus) gut beeinflussbar.

Die Blutegel werden in diesen Fällen im Bereich des Lendenwirbelsäulen-Kreuzbein-Überganges aufgesetzt. Von dort aus werden die Organe im Genitalbereich segmental beeinflusst.

Zwischenblutungen

Die 34jährige Patientin klagte über seit sieben Jahren auftretende Schmierblutungen in der Zyklusmitte. Dies entspricht dem Zeitpunkt um den Eisprung. Außerdem bekam sie bei Eintritt ihrer Monatsblutung Kopfschmerzen. Danach war die Scheide extrem trocken und es trat in diesem Bereich ein starker Juckreiz auf.

Diese Patientin bekam von uns ein pflanzliches Medikament zur Stabilisierung des Hormonhaushaltes verordnet. Parallel dazu setzten wir ihr Blutegel an der unteren Lendenwirbelsäule auf. Schon beim nächsten Zyklus trat keine Zwischenblutung mehr auf.

In der Zwischenzeit sind einige Jahre vergangen, in denen die Patientin beschwerdefrei blieb.

Verschiedene Krankheiten

Dieses Kapitel ist den Patienten gewidmet, die unter verschiedenen Beschwerden zu leiden hatten, die wir keiner bestimmten Krankheit zuordnen konnten. Das lag entweder an der Vielzahl der Beschwerden oder an den teilweise langjährigen Therapieverläufen. Dieses Kapitel stellt ein buntes Sammelsurium der verschiedensten Krankheiten dar. Darunter fallen Patienten mit schweren Grunderkrankungen, aber auch Patienten mit so genannten „nervösen" Beschwerden.

Asthma, Herzmuskelvergrößerung und Vermehrung der Blutkörperchen, Kopfschmerzen, Ohrgeräusche und Schwindel

Aufgrund eines Artikels über Blutegelbehandlungen in unserer Praxis kam die 44jährige Patientin zu uns, um sich mit Blutegeln behandeln zu lassen. Neben Krampfaderbeschwerden bestanden bei ihr seit einigen Jahren Ohrgeräusche in beiden Ohren. Schon seit drei Jahren klagte sie über Schwindel und Kopfschmerzen. Diese Beschwerden waren bei ihr bereits in der Kindheit aufgetreten. Viele Jahre war sie allerdings beschwerdefrei gewesen, bis die Beschwerden jetzt erneut auftraten.

Wir stellten an der Wirbelsäule muskuläre Verspannungen fest, die der Patientin jedoch keinerlei Beschwerden bereiteten. Aufgrund der engen Verbindungen zwischen Ohrgeräuschen, Schwindel und Kopfschmerzen führten wir zunächst eine chirotherapeutische Behandlung durch, der eine Blutegeltherapie an der Lendenwirbelsäule folgte.

Da ihr die Krampfadern die meisten Probleme bereiteten, versuchten wir zunächst, diese günstig zu beeinflussen. Es folgten in den nächsten vier Wochen zwei weitere Blutegelbehandlungen an den Krampfadern der linken Wade. Bei dieser Patientin traten dabei leicht verstärkte Lokalreaktionen auf, die jedoch problemlos abheilten.

Nach diesen Behandlungen ging es der Patientin gut. Die Kopf- und Krampfaderbeschwerden waren wesentlich besser geworden. Eine Verringerung der Ohrgeräusche stellte sie ebenfalls fest. Der Schwindel war jedoch unbeeinflusst geblieben.

Sechs Monate später führten wir eine Blutegelbehandlung an der Halswirbelsäule durch. Dadurch verschwand der Schwindel vollständig. Die Patientin war bis auf die verbliebenen Ohrgeräusche beschwerdefrei und beendete die Behandlung.

Beklemmungsgefühle, Angstzustände, Herzbeschwerden und Schweißausbrüche

Bei der 34jährigen leicht adipösen Patientir bestanden verschiedenste Probleme. Seit 14 Jahren litt sie unter einer Angstneurose nach einem Verkehrsunfall. Diese äußerte sich in Angstzuständen im Auto, im Fahrstuhl sowie Ängsten um die Familie, dass das Haus in die Luft fliegen könnte und ähnlichen Dingen. Sie war depressiv. Ihrer Meinung nach war sie bisher in ihrem Leben ständig krank gewesen. Eine gewisse Schlappheit und Müdigkeit hemmten sie in ihrem Alltag. Sie klagte über Schmerzen und Verspannungen an der Halswirbelsäule, einer Schuppenflechte, die seit acht Jahren bestand, Pustelbildungen am gesamten Körper, von Zeit zu Zeit auftretenden Schwindel und Kopfschmerzen, die sich als starker Druck im Stirnbereich äußerten.

Nach einer chirotherapeutischen Behandlung setzen wir ihr an der Halswirbelsäule Blutegel auf. Die Halswirbelsäule wurde daraufhin fast beschwerdefrei. Nach einer weiteren chirotherapeutischen Behandlung war sie schmerzfrei.

Einen Monat später traten Schmerzen in beiden Oberarmgelenken auf, die mit zwei Blutegelbehandlungen zum Verschwinden gebracht werden konnten. Seit dieser Zeit kommt die Patientin regelmäßig mehrmals im Jahr zu einer Blutegelbehandlung. Die Blutegel hatten bei ihr nicht nur eine gute Wirkung auf die Wirbelsäule, sondern besserten auch ihren gesamten Zustand und ihr Allgemeinbefinden.

Die Patientin selbst hat sich uns gegenüber einmal so ausgedrückt, dass es ihr nach der Blutegelbehandlung so gut ginge, dass sie Bäume ausreißen könnte. Die Müdigkeit sei wie weggeblasen und sie könnte wunderbar schlafen. Sämtliche körperlichen Beschwerden wie Verspannungen oder Kopfschmerzen seien wie ausgelöscht, selbst die Pustelbildungen und die Schuppenflechte seien deutlich geringer. Sie fühle sich leichter und gesünder. Ihre Konzentrationsfähigkeit sei wesentlich besser. Sie meint, dass sie die Blutegel bräuchte, und freut sich bereits auf die nächste Behandlung.

Herzrasen, Unruhe, Schwindel und Wirbelsäulenbeschwerden

Der 56jährige Patient litt unter allgemeinen vegetativen Störungen. Insbesondere klagte er über Herzrasen, Schweißausbrüche, allgemeine Unruhe und Schwindelanfälle. Zudem litt er unter Wirbelsäulenbeschwerden mit Kopfschmerzen. Häufig kam ein Taubheitsgefühl dazu, verbunden mit Schmerzen im rechten Bein und den drei mittleren Fingern der linken Hand.

Bei der Untersuchung fanden sich mehrere Blockierungen im Hals- und Lendenwirbelsäulenbereich und schmerzhafte Muskelverspannungen in der angrenzenden Muskulatur. Als Erstes wurde eine chirotherapeutische Behandlung durchgeführt. Darauf folgte eine Blutegeltherapie, bei der an der Hals- und Lendenwirbelsäule je acht Blutegel aufgesetzt wurden.

Nach der Blutegelbehandlung trat eine deutliche Besserung der Symptome ein. Nach zwei weiteren chirotherapeutischen Behandlungen waren sowohl die vegetativen als auch die Wirbelsäulenbeschwerden verschwunden. Bei einem erneuten Termin vier Monate später war der Patient noch beschwerdefrei und fühlte sich sehr wohl. In den späteren Jahren musste die Behandlung nicht wiederholt werden.

Herzrhythmusstörungen, Kopfschmerzen und Schwindel

Die 65jährige Patientin kam wegen verschiedener nervöser Störungen. Sie klagte über Kopfschmerzen, eine Empfindlichkeit des Magens, Wasserstauungen in den Beinen und Händen sowie Unruhezustände.

Sie kam gezielt wegen einer Schröpfkopf-Therapie, weil sie damit früher schon gute Erfahrung gemacht hatte. Nach einer Schröpfkopf-Behandlung fühlt sie sich jedes Mal sehr wohl.

In den folgenden vier Jahren wurde sie zweimal pro Jahr blutig geschröpft (siehe Kapitel „Die Geschichte der Blutegeltherapie"). Sie nahm an einer Mayr-Kur teil und wurde mehrfach wegen Verspannungen an der Halswirbelsäule chirotherapeutisch und mit Massagen behandelt.

Wegen beginnender Lendenwirbelsäulenbeschwerden wurden ihr nach diesen vier Jahren neben einer chirotherapeutischen Behandlung Blutegel an der Wirbelsäule angesetzt. Dies half ihr so gut, dass sie sich entschloss, zukünftig einmal jährlich Blutegel und Schröpfköpfe ansetzen zu lassen.

In den nächsten sieben Jahren kam die Patientin regelmäßig vorbeugend zu ihren Behandlungen, ohne dass sie über irgendwelche Beschwerden klagen konnte.

Dann traten Schwindel, Kopfschmerzen und Halswirbelsäulenbeschwerden auf, die wir mit einer Blutegeltherapie, gefolgt von einer kombinierten Chiro- und Neuraltherapie, in den Griff bekamen. Damit konnten die Beschwerden zum Abklingen gebracht werden.

Die Patientin nahm wieder ihren gewohnten Rhythmus mit einem Wechsel zwischen Blutegeltherapie und Schröpfen auf. Während dieser Zeit war sie mit ihren mittlerweile fast 80 Jahren geistig und körperlich fit.

Als die Patientin ihr 80. Lebensjahr erreichte, begannen bei ihr verschiedene Altersbeschwerden. Immer wieder trat Schwindel auf, das Sehen verschlechterte sich, sie wurde vergesslich und fühlte sich zeitweise nicht wohl.

In diesem Jahr führten wir nur zwei Blutegelbehandlungen durch. Im Jahr darauf erlitt sie einen leichten Schlaganfall von dem sie sich relativ rasch und gut erholte. Außerdem wurde bei ihr eine Parkinson-Erkrankung festgestellt.

Wegen ihres Alters und mäßigen Allgemeinzustandes führten wir keine Blutegelbehandlung mehr durch. Der Aufwand nach den Behandlungen wäre für die Patientin nicht mehr zumutbar gewesen. Stattdessen verabreichten wir der Patientin eine Serie von Aufbauspritzen. Damit fühlte sich die Patientin ganz gut und beendete die Behandlung. Die Patientin kam nicht mehr zu uns in die Praxis, da ihr Gesundheitszustand eine Therapie erforderte, die durch naturheilkundliche Verfahren nicht mehr zu leisten war. Rückblickend muss gesagt werden, dass die Patientin über 15 Jahre mit blutigem Schröpfen und Blutegelbehandlungen beschwerdefrei und gesund erhalten werden konnte. Die Patientin war sehr dankbar für die Jahre, in denen sie bis ins hohe Alter hinein selbständig blieb.

Prävention

Vorsorge, Vorbeugung

Die 53jährige Patientin kam in die Praxis und wollte – wie jedes Jahr – wieder „ihre" Blutegeltherapie machen lassen. Sie fühlte sich nach den Blutegeln immer gereinigt und gesäubert. Der Körper fühlte sich „entgiftet" an.
Sie hatte es sich zur Mission gemacht, jährlich die Blutegelbehandlung zu wiederholen. Sie ist der Meinung, dass die regelmäßigen Blutegeltherapien ihr die ganzen Jahre über geholfen haben.
ie kam gut in die Wechseljahre. Ihre alltäglichen Arbeiten konnte sie bisher immer gut bewältigen
Sie schreibt den Blutegeln die bereits bekannte Wirkung, wie im Buch von „Bottenberg" beschrieben, zu. Sie kann nicht verstehen, dass irgendjemand diese Tierchen, die so viel Gutes tun, ekelig findet.

Patientenbericht

Im Folgenden noch zwei Patientenberichte aus unserer Praxis. Im ersten Fall hat die Patientin ihre Erfahrungen mit den Blutegeln speziell für dieses Buch aufgeschrieben. Das Gedicht der zweiten Patientin erhielten wir nach einer erfolgreich durchgeführten Blutegelbehandlung bei Kniegelenkverschleiß.

Meine Erlebnisse mit Blutegeln

Im Sommer 1982 war ich zum ersten Mal bei Frau Moser in Behandlung. Damals hatte ich akute Probleme mit Magen und Blase. Sehr schnell hatten wir ein großartiges Verhältnis zueinander und ich wusste: Dieser Frau kann man vertrauen. Im Laufe der Zeit kamen noch einige andere Beschwerden hinzu, bei deren Behandlung Frau Moser mich immer wieder auf die großartige Heilkraft der Blutegel aufmerksam machte.
Bei mir löste jedoch die Vorstellung immer den gewissen „Igitt-Effekt" aus. Ich konnte mich nicht an den Gedanken gewöhnen, solche „schwarzen Würmer" an mir zu haben. Diese Abneigung blieb bis zum Oktober 1988 bestehen.
Es war der 31.08.1988. Bei einer Aufführung eines Freilichttheaters durfte ich als Statistin mitwirken. Während dieses Stückes stolperte ich unglücklich über einen Pflasterstein unseres historischen Marktplatzes und zog mir eine dreifache Sprunggelenksfraktur des linken Fußes zu, die operativ mit Nägeln, Platten und Schrauben behandelt werden musste.
Schon beim ersten Besuch machte mich Frau Moser wieder auf die Blutegel aufmerksam. Man sollte gleich nach Entfernung des Gehgipses die Tierchen ansetzen, um den Bluterguss, der sich noch im Gelenk befindet, zu lindern und somit die Bewegungsfreiheit zu verbessern. Nach langem Zögern und sehr schmerzhaften Erfahrungen

bim Bewegen des Fußes entschloss ich mich nun doch, diese Behandlung einmal an mir vornehmen zu lassen.

Beim ersten Termin hatte ich noch nicht den Mut zuzusehen, was da so geschieht. Als ich jedoch nach Beendigung der Anwendung von der Liege herunterkletterte, glaubte ich selbst nicht, was ich fühlte bzw. nicht mehr fühlte. Es war, als hätte man einen großen aufgeblasenen Luftballon aus meinem Sprunggelenk entfernt. Ich konnte schmerzfrei gehen, die Schwellung klang rasch ab, und nach zehn Wochen war es so weit, dass ich wieder zur Arbeit gehen konnte. Aufgrund dieser Erfahrung hat sich meine Einstellung zu Blutegeln natürlich grundlegend verändert.

Nach einem halben Jahr wurde bereits das Metall wieder entfernt und sofort im Anschluss wiederholten wir die Blutegelbehandlung. Dieses Mal mit dem Unterschied, dass ich zusah, wie diese kleinen, unscheinbar wirkenden Tiere arbeiteten.

In den nachfolgenden Jahren gab es noch verschiedene Anlässe zu einer Blutegelbehandlung und sie war jedes Mal erfolgreich, vor allem bei den Wirbelsäulenbeschwerden, die infolge meiner überwiegend sitzenden Tätigkeit sehr häufig auftraten.

Im Jahr 1997 musste mir die rechte Brust amputiert werden. Ich hatte Brustkrebs. Es war ein weiteres einschneidendes Ereignis in meinem Leben. Frau Moser betreute mich in dieser Zeit nicht nur homöopathisch, sondern auch menschlich. Auch hier hat eine Behandlung mit Blutegeln zu einer raschen Wundheilung beigetragen und einen beginnenden Lymphstau verhindert. Ich hatte dadurch nie Probleme mit dem so genannten „dicken Arm".

Ein Jahr später bekam ich starke Schmerzen im linken Schultergelenk. Die Gelenkkapsel schrumpfte, ich konnte den Arm nicht mehr hoch halten und hatte starke Schmerzen. Die Anwendung von Blutegeln linderte die Beschwerden auf ein erträgliches Maß und verhinderte eine Entzündung im Schultergelenk in der Zeit bis zum Operationstermin. Auch hier setzten wir nach erfolgtem Eingriff wieder

Blutegel an, um so den durch die Operation entstandenen Bluterguss zu lindern. Heute bin ich beschwerdefrei und kann wieder alles tun.
Meine Erfahrungen mit Blutegeln sind durchweg positiv, und ich bin Frau Moser sehr dankbar, dass sie vor 13 Jahren so hartnäckig blieb. Es ist für mich inzwischen eine schöne Sache, diesen Tierchen zuzusehen, denn sie tun Gutes!

Gedicht einer Patientin nach einer Blutegelbehandlung am Knie

Ach wie gut, dass es sie gibt!
Auch wenn jeder sie nicht liebt.
Ausgehungert, schlank und schmal,
ist es ihnen ganz egal,
wo sie saugen können Blut,
fühlen sie sich richtig gut!
Endlich, wenn sie prall und rund,
schließen sie den gier'gen Schlund.
Lassen fallen sich voll Wonne
in die große Wassertonne.
Die Egel haben die Pflicht getan.
Jetzt fängt das große Warten an!
‚Stellt sich der Erfolg wohl ein?
Wird das Knie bald bessern sein?
Nun, das eine ist schon klar:
Morgenschlaf ist wunderbar!
Ist der erste Schritt getan
ohne Hinken geht's voran!
Diese Kur ist nun zu Ende.
Dankbar reich' ich meine Hände
für die viele Zeit und Müh'
Um mein knirschend lahmes Knie!

Wie finde ich einen geeigneten Therapeuten?

Hat sich der Patient für eine Behandlung mit Blutegeln entschieden, tritt häufig das Problem auf, einen Therapeuten in der näheren Umgebung zu finden, der mit Blutegeln behandelt.
Sie finden eine Therapeutenliste unter www.blutegel-online.de.
Über die Qualität der einzelnen Therapeuten und ihre Erfahrung mit der Blutegeltherapie können wir hier jedoch keine Aussage machen.

Kriterien für einen guten Blutegeltherapeuten

Um Ihre Entscheidung, bei wem Sie eine Blutegelbehandlung durchführen lassen wollen oder nicht, etwas zu erleichtern, führen wir Ihnen einige Kriterien auf, die einen guten Blutegeltherapeuten auszeichnen.
Folgende Fragen sollten zu Ihrer Zufriedenheit beantwortet sein:

Wirkt der Therapeut kompetent auf mich?

Das betrifft nicht nur die Blutegelbehandlung selbst. Auch die Gegenanzeigen müssen vom Therapeuten sorgfältig abgeklärt und abgewogen werden. Die gründliche und verständliche Aufklärung des Patienten ist ein weiterer wichtiger Punkt. Dies führt direkt zur nächsten Frage.

Nimmt sich der Therapeut genug Zeit für mich oder werde ich schnell abgefertigt?

Bei Ihrem Termin sollten Sie sich die Frage stellen, ob der Therapeut auf Ihre Ängste, Befürchtungen und Fragen eingegangen ist oder nicht. Zum Erfolg einer Blutegelbehandlung trägt wesentlich die gute Vorbereitung des Patienten bei. Geht der Patient mit Ängsten in die Behandlung, wird dies ein schlechtes Erlebnis in seinem Leben darstellen. Das führt dazu, dass der Erfolg der Behandlung nicht so ist, wie er sein könnte, und dass der Patient die Behandlung mit Sicherheit nicht wiederholen wird. Stress beim Therapeuten und dessen mangelndes Einfühlungsvermögen sind die schlechtesten Voraussetzungen für eine Blutegelbehandlung.

Die häufigsten Fragen

Zur besseren Übersicht und zum schnellen Nachschlagen haben wir in diesem Kapitel die Fragen zusammengestellt, die uns am häufigsten gestellt werden. Die Antworten sind mit Absicht knapp gehalten. Bei jeder Antwort findet sich ein Verweis auf das entsprechende Kapitel, in dem ausführlicher auf dieses oder ähnliche Themen eingegangen wird.

Woher kommen die Blutegel?

Die meisten in Deutschland verwendeten Blutegel kamen bis 2002 aus Naturschutzgebieten in der Türkei oder aus Kroatien.
Seit dieser Zeit ist der Blutegel in Deutschland offiziell ein Arzneimittel und daher apothekenpflichtig. In andern EU-Ländern wird der Blutegel als medizinisches Hilfsmittel gehandelt und unterliegt deshalb dort nicht dem Arzneimittelgesetz.

Wie werden Blutegel gehalten?

Die Haltung der Blutegel kann in Aquarien oder größeren Behältern aus Glas, Ton oder lebensmittelechten Kunststoff erfolgen. Die Aufbewahrungsgefäße müssen dicht verschließbar sein. Dabei muss für eine ausreichende Sauerstoffzufuhr gesorgt und das Wasser regelmäßig erneuert werden (siehe Kapitel „Die Haltung der Blutegel").

Wie kommt die Wirkung der Blutegel zustande?

Auch wenn eine gewisse Wirkung durch den Blutverlust erreicht wird, kommt die Hauptwirkung durch das Sekret des Blutegels zustande. In diesem Sekret sind verschiedene Inhaltsstoffe enthalten. Diese sind zum großen Teil in ihrer Struktur und Wirkungsweise bekannt. Die einzelnen Bestandteile sind verantwortlich für die besondere Wirkung des Blutegels (siehe Kapitel „Was macht die Wirkung der Blutegel aus?").

Welche Substanzen erhält das Sekret des Blutegels?

Der wohl bekannteste Bestandteil des Blutegelsekrets ist das Hirudin mit seiner lokal gerinnungs- und entzündungshemmenden Wirkung. Außerdem kennt man die Egline (entzündungshemmend), die Bdelline (enzymhemmend), die Hyaluronidase (gefäßerweiternd), die Destabilase (Auflösung von Gefäßgerinnseln) und das Calin (gerinnungshemmend) (siehe Kapitel „Was macht die Wirkung der Blutegel aus?").

Weshalb sitzen die Blutegel immer dicht aufeinander?

Durch den Biss des ersten Blutegels wird die Durchblutung in diesem Gebiet stark erhöht. Da sich Blutegel gerne an gut durchblutete Haut ansetzen, fördert diese verstärkte Hautdurchblutung den Biss des zweiten Blutegels in der Nähe des ersten (siehe Kapitel „Das Ansetzen der Blutegel").

Bleiben die Blutegel nach dem Aufsetzen so lange sitzen, das der Patient sie mit nach Hause nehmen muss?

Die Nahrungsaufnahme der Blutegel dauert zwischen zwanzig Minuten und zwei Stunden. In dieser Zeit bleibt der Patient in der Praxis. Nachdem die Blutegel abgefallen sind, wird dem Patient ein Verband angelegt. Mit diesem Verband geht er nach Hause. Die Blutegel bleiben in der Praxis (siehe Kapitel „Die eigentliche Blutegelbehandlung") und müssen vom Blutegeltherapeuten nach der Behandlung aufgrund der gesetzlichen Bestimmungen sofort vernichtet werden.

Bleibt der Kiefer nach dem Loslassen des Blutegels in der Haut zurück?

Lässt der Blutegel von allein los, löst es sich einschließlich seines Kiefers von der Haut. Nur bei einem gewaltsamen Entfernen des Blutegels während des Saugens könnte es passieren, dass der Kiefer aus dem Maul des Blutegels gerissen wird und in der Haut zurückbleibt.

Das ist einer der Gründe, weshalb der Saugakt des Blutegels nicht unterbrochen werden darf (siehe Kapitel „Die Nahrungsaufnahme der Blutegel").

Wie stoppt man die Nachblutung nach der Blutegelbehandlung?

Die Nachblutung sollte nicht gestoppt werden. Sie ist ein Teil der Wirkung der Blutegeltherapie. Zusätzlich ist sie ein wichtiger Mechanismus der Wundreinigung. Nach einigen Stunden hört die Nachblutung von selbst auf. Nur in Fällen von verstärkter oder verlängerter Nachblutung sollte ein Druckverband angelegt werden (siehe Kapitel „Die Nachsorge des Patienten").

Wie hoch ist der Blutverlust bei einer Blutegelbehandlung?

Ein Blutegel saugt zwischen drei und sechs Milliliter Blut. Durch die Nachblutung verliert man in der Regel pro Blutegel zwischen 20 und 30 Milliliter Blut. Pro Blutegel ergibt dies einen Verlust von 24 bis 36 Milliliter Blut. Bei einer Behandlung mit zehn Tieren liegt der Blutverlust folglich ungefähr bei 200 bis 400 Milliliter (siehe Kapitel „Die Nahrungsaufnahme der Blutegel").

Besteht eine Infektionsgefahr durch eine Behandlung mit Blutegeln?

Mögliche Infektionsquellen bei einer Blutegelbehandlung sind Infektionen der Wunde nach der Behandlung oder die Blutegel selbst. In ihrem Darm, auf der Haut und im Schleim auf der Haut der Blutegel befinden sich Bakterien. Durch geeignete Maßnahmen kann eine Infektion durch diese Bakterien weitestgehend verhindert werden. Nachträgliche Infektionen der Wunde können durch entsprechende Verhaltensmaßnahmen während und nach der Behandlung in den meisten Fällen vermieden werden (siehe Kapitel „Seltene Nebenwirkungen").

„Weniger gefährlich, ja unter Umständen sehr heilsam,

ist der Blutegel, auch Schröpfkopf genannt, wenn er in größerer Zahl angewendet werden soll. Er findet sich häufig bei Geschwülsten und Entzündungen. Er sauft, wie manche Menschen, so lange, bis er nicht mehr kann. Möge der freundliche Leser von ihm und anderen Ungeheuern bewahrt und uns sowie allen anderen Animalien freundlich gewogen bleiben."

Zeichnung und Zitat von Wilhelm Busch, aus: Prof. Dr. Konrad Herter, Der medizinische Blutegel, A. Ziemsen Verlag, 1968

Vita der Autorinnen

Dr. med. Claudia Moser

studierte an der Freien Universität in Berlin Humanmedizin.
Ende der 90er Jahre führte sie eine Studie zur Wirksamkeit der Blutegeltherapie durch (siehe Kapitel: Blutegel in der modernen Medizin).
Unserer Kenntnis nach war sie die Erste, die die Wirksamkeit der Blutegeltherapie mit modernen wissenschaftlichen Methoden untersuchte.
Im Jahr 2000 eröffnete sie ihre eigene Praxis in Schorndorf mit Schwerpunkt Blutegeltherapie, Naturheilverfahren und Osteopathie.

Karla Moser

ist in Thüringen geboren und seit Ende der 50er Jahre in Baden-Württemberg beheimatet. Nach einer kaufmännischen Berufsausbildung arbeitete sie einige Jahre als Diplomsekretärin.
Seit 1979 ist sie als Heilpraktikerin in eigener Praxis in Schorndorf, Baden-Württemberg, tätig.
Bereits seit 1981 ist die Blutegeltherapie einer ihrer wichtigsten Behandlungsmethoden. In den folgenden Jahren war sie maßgeblich an dem steigenden Bekanntheitsgrad der Blutegeltherapie beteiligt.
Bereits seit über 15 Jahren bildet sie Heilpraktiker/innen und Ärzte/innen in der Blutegeltherapie aus.
Der Mensch in seiner Gesamtheit steht in der Behandlung für sie im Vordergrund. Dabei wendet sie verschiedene Behandlungsmethoden an wie Chiropraktik, Neuraltherapie, Darmsanierung und andere.

Gemeinsame Projekte

Am 19.11.2006 gründeten sie die „Internationale Gesellschaft für Blutegeltherapie e.V." (IGBT). Die IGBT unterstützt die Verbreitung der Blutegeltherapie und informiert und berät Therapeuten und Patienten.

In ihrer Fachfortbildungsakademie, der „AcademiaMedica", bieten sie die Ausbildung in der Blutegeltherapie an. Andere praxisorientierte und auch für Laien zugängliche Vorträge, Informationen und Seminare werden angeboten.

Informationen zum laufenden Seminarprogramm und Seminartermine sind unter www.academiamedica.de erhältlich.

Blutegelhandel

Seit 1994 betrieben sie einen eigenen Blutegelhandel.
Sie importierten aus der Türkei Blutegel nach Deutschland. In großen Behältern wurden sie untergebracht und ständig mit Frischwasser versorgt.
Damals belieferten sie den pharmazeutischen Großhandel, Kliniken, Apotheken und auch viele Heilpraktiker. Dadurch erhielten sie enorme Kenntnisse über die Reaktions- und Verhaltensweise der Blutegel.
Durch die immer größere Verbreitung der Blutegeltherapie angeregt, wurden die, vom Gesetzgeber für die Blutegel geltenden arzneimittelrechtlichen Vorgaben, konsequent umgesetzt. Blutegel sind nach deutschem Recht Arzneimittel und dies wurde nach der Jahrtausendwende nach und nach umgesetzt.
Aufgrund der stetig wachsenden Anforderungen in ihren Praxen entschlossen sie sich, 2004 den Blutegelhandel zu verkaufen.
Größe ihres Messestandes: Höhe: 1,60 m, Breite 3,00 m
auf Hartfaserplatten mit Acrylfarben gemalt von Karla Moser 2003.

Anatgetische Wirksamkeit einer lokalen Blutegelbehandlung bei Patienten mit Gonarthrose

Ergebnisse einer prospektiv randomisierten, offen kontrollierten Therapiestudie mit Cross-over Design

Indikationen

Venöse und arterielle Gefäßerkrankungen und deren Prophylaxe

Erkrankungen des Stütz- und Bewegungsapparates

Menstruationsbeschwerden

Diabetes mellitus

Tinnitus

Kopfschmerzen und Migräne

Furunkeln, Panaritien, Abszesse

Wissenschaftliche Publikationen
Presseberichte

"Blutegel als Lebensretter", Hans Baum, Leonberger Tagblatt 12.02.1942

"Ein Wurm, der Blut saugt", Stuttgarter Nachrichten 23.07.1997
"Blutegeltherapie verbessert Durchblutung und Blutzirkulation", Der Naturarzt 1997 12: 22 – 24

"Ein beinahe einzigartiges blutiges Geschäft", Schorndorfer Nachrichten: 18.10.1997

"Wo Würmer ihre wundervoll heilsame Wirkung entfalten", Schorndorfer Nachrichten 20.08.1999

"Die Blutegel sind erstaunlich sensible Tierchen", Gabriela Uhde, Stuttgarter Zeitung 04.09.2002

"Blutegel lindern Gelenkschmerzen", Senioren-Ratgeber 2002 Jan: 11

„Die Blutegeltherapie", Zeitungsverlag Waiblingen ZVW 21.10.2003

"Wundheilung mit Maden und Blutegeln", Stuttgarter Zeitung 01.07.2003

"Kein Ekel mehr vor Blutegeln", Schorndorfer Nachrichten 18.02.2003

"Die unerschöpfliche Schatztruhe der Natur",
Schorndorfer Nachrichten 11.06.2003

„Blutegeltherapie hilft in vielen Fällen",
Rhein-Neckar-Zeitung 06.04.2004

Literatur

Prof. Dr. Konrad Herter: Der medizinische Blutegel, Die neue Brehm-Bücherei, A. Ziemsen Verlag 1968, Lizenz-Nr. 252-510/20/67

Heinz Bottenberg: Die Blutegelbehandlung – Ein vielseitiges Verfahren der biologischen Medizin, Hippokrates Verlag 1983, 3. Auflage, ISBN 3-7773-0625-8

Ingo Wilhelm Müller: Handbuch der Blutegeltherapie – Theorie und Praxis, Haug Verlag 2000, ISBN 3-8304-7016-9

R. Stange, C. Moser, B. Uehleke, M. Bühring: Randomized controlled trial with leeches in patients with gonarthrosis, Alternative Therapies in Health and Medicine 7, S. 3, 2001

H. Chmiel, I. Anadere, K. Moser: Hemorheological changes under blood leeching, Clinical Hamorheology Vol. 9, 569-576, 1989